PARA ESTAR BIEN

Slow Sex

El arte y el oficio
del orgasmo femenino

NICOLE DAEDONE

Slow Sex

El arte y el oficio

del orgasmo femenino

OCEANO

Diseño de portada: Catherine Casalino
Fotografía de portada: © Clayton Bastiani/Trevillion Images
Fotografía de la autora: © Colin Finlay

SLOW SEX
El arte y oficio del orgasmo femenino

Título original: SLOW SEX. The Art and Craft of the Female Orgasm

Traducción: Érica Dania Mejía

© 2011, IP Media, Inc.

Publicado según acuerdo con Grand Central Publishing,
New York, N.Y. Todos los derechos reservados.

D. R. © 2015, Editorial Océano de México, S.A. de C.V.
Blvd. Manuel Ávila Camacho 76, piso 10
Col. Lomas de Chapultepec
Miguel Hidalgo, C.P. 11000, México, D.F.
Tel. (55) 9178 5100 • info@oceano.com.mx

Primera edición: 2015

ISBN: 978-607-735-339-3
Depósito legal. B-24379-2014

Hecho en México / Impreso en España
Made in Mexico / Printed in Spain

9003962010115

Este libro está dedicado al orgasmo.
Que cada uno de nosotros encuentre el suyo ahora.

Índice

Introducción

Cuando le digo a la gente, por primera vez, que me gano la vida enseñando el arte del *slow sex*, puedo ver todo un sistema de emociones en sus caras en cuestión de unos cinco segundos. Primero veo sorpresa, luego curiosidad, luego vergüenza por su curiosidad, luego temor de que yo pueda notar su vergüenza y, por último, el valor para continuar.

—Exactamente... ¿qué... quieres decir con *slow sex*? —aventuran, con tanto cuidado que se podría pensar que llevan una pieza de porcelana china en las manos mientras caminan sobre una cuerda floja.

Ah, sexo. Tan pronto como dices la palabra, todos se tambalean un poco. Estamos tan acostumbrados a mantener el tema en privado, que cuando llego y empiezo a hablar de eso en público, tomo desprevenido a todo el mundo.

—Enseño una práctica llamada meditación orgásmica —les digo con la mayor calma posible—. Se trata de una técnica que cualquier hombre puede utilizar para llevar al orgasmo a una mujer en sólo quince minutos.

Te puedes imaginar la respuesta: sorpresa, después curiosidad y luego vergüenza... ya sabes cómo es eso. Y no estoy mintiendo, aunque se llame *slow sex*. La meditación orgásmica o MO les muestra a los hombres cómo volver orgásmica a una mujer en sólo quince minutos, lo cual no es tan complicado como suena. Sí, puede ser un cambio de vida. Sí, pone de cabeza todo lo que hemos aprendido sobre sexo. Pero lo que le muestro a la gente cuando le enseño la MO en realidad no difiere de lo que mi tío Bob me enseñó aquella tarde de verano cuando yo tenía doce años. Ése fue el día en que me mostró cómo saborear realmente, verdaderamente, un tomate.

El tío Bob y el tomate

Crecí en los suburbios de Los Gatos, California, a duras penas un centro de actividad agrícola moderna. Era la década de 1970 y dado que todas las viejas estructuras parecían estar desmoronándose, pero quizá también porque todos querían empezar a sembrar su propia mariguana, muchos habitantes de los suburbios se convencieron a sí mismos de que eran agricultores. La señora Calder le puso a la defensa de su Lincoln Town Car una calcomanía que rezaba "Ama a tu madre". La familia de mi amiga Shea hizo planes para comprar una casa domo en Grass Valley. Y en los patios traseros de nuestra cuadra, la señora Farrier sembró maíz, el señor Slocum cultivó fresas y mi tío Bob, quien siempre fue un ejemplo porque trabajó para la revista *Rolling Stone* y tenía la barba más larga de todas, cultivó papas, frijoles, chícharos y unos gloriosos tomates dulces.

Recuerdo la primera canasta de tomates de una variedad tradicional que mi tío, enfundado en su overol, le presentó a mi madre en nuestra cocina pintada de dorado y color aguacate.

—¡Por Dios, Bob, se ven deformes! ¿De veras se supone que nos vamos a comer eso?

Bob, para no verse insultado, tomó uno de los tomates deformes y le dio una mordida, como si fuera una manzana. Yo nunca había visto algo así en mi poco más de una década en este planeta. Los tomates se debían rebanar y disponer cuidadosamente en un plato, no morderse sin orden ni concierto, en medio de la cocina, de forma que los jugos chorrearan por tu barbilla y tu larga barba.

Bob esbozó una amplia sonrisa y le ofreció el tomate a mi madre.

Ella, que no había sucumbido aún al etos del regreso a la Madre Tierra de los años setenta, que todavía usaba espray para el cabello con fluorocarburos, no estaba segura de qué hacer con él. Se inclinó vacilante sobre el fregadero para proteger su minivestido y le dio una delicada mordida. Cuando alzó la vista hacia mi tío, la expresión de su rostro era de felicidad pura. Volteó en cámara lenta y me dio el tomate. Los miré a los dos un poco nerviosa. Me sentí igual que como me sentí, tiempo después, cuando alguien me pasó mi primer cigarro de mariguana. ¿Qué pasaría si me comiera ese tomate?

Pero di la mordida y entonces comprendí. Rico, terroso, denso. El sabor de los minerales. Mientras que los tomates anteriores habían sido comunes, porosos y esponjosos, este tomate era saturación pura. Era como si el tomate mismo tuviera un límite de velocidad integrado, no era posible comerlo rápido y olvidarse de él. Había algo ahí. Ese tomate tomó el mando. No había confusión: ¡era un tomate!

Mi tío me preguntó a qué sabía.

No pude hablar. No quería romper el hechizo.

—¿A qué sabe? —me espoleó, como si fuera un ciego preguntándome lo que vi. Yo quise sonar muy inteligente para impresionarlo. Una tarea difícil si lo que estás describiendo es un tomate.

—Sabe a... ¿tibio? Y un poco agrio.

—¡Sí! ¡Sí! —hizo un gesto inquiriendo más.

—Es un poco como cuando lames un centavo. Sabe como a metal y se siente una especie de sacudida.

—¡Sí!

—Pero al final te hace agua la boca. Es dulce, pero no como un caramelo. Dulce como el olor de la piel. Suave.

Mi tío quedó complacido. Puso sus manos sobre mis hombros y me miró a los ojos como si en ese preciso momento yo me aventurara

15

en búsqueda de la revelación de la vida, y él me estuviera ofreciendo un último consejo.

—Nic —dijo—, lo más importante que llegarás a hacer en esta vida es saborear realmente un tomate.

A menudo pienso en aquel día en la cocina, cuando me estoy preparando para enseñar *slow sex* a un nuevo grupo de estudiantes. Estudiantes que vienen a mi clase porque sus vidas sexuales les parecen ordinarias, apelmazadas y sin sabor. Nunca han probado algo legítimo; ni siquiera están seguros de que realmente exista el sexo nutritivo, delicioso, que colme más allá de las expectativas. Ellos conciben el sexo igual que yo concebía los tomates. Yo había estado viviendo una vida al estilo de los suburbios, sellada al vacío, donde todos compraban sus tomates en Shop'n Save y nadie mencionaba el hecho de que no fueran deliciosos. En realidad, nadie mencionaba los tomates en absoluto. ¿De qué habría que hablar? Los tomates eran tan sólo tomates.

Luego vino el tío Bob, y con él la revelación de que en el planeta había tomates que eran dignos de tu tiempo. Tomates que imploraban ser *probados* de verdad, que te pedían establecer una conexión con ellos poniendo toda tu atención y abriendo todos tus sentidos. Que a cambio te ofrecían la riqueza del cielo y la tierra. Al principio, mis alumnos se muestran recelosos, igual que lo estuve yo. Parecen vacilantes, no se sienten seguros de confiar en que un mejor sexo es posible. Así que lo único que puedo hacer es darles una probada y dejarlos que vean por sí mismos.

Mi trabajo es ayudarlos a hacer contacto con la legítima variedad del sexo, con lo mejor que el sexo tiene para ofrecer. Y, a continuación, enseñarles cómo degustar cada momento rico y nutritivo; enseñarles cómo también ellos pueden verse colmados por los nutrientes que hay en su propio suelo, cómo pueden probar y ser probados; y cómo el tipo de sexo con el que nos hemos conformado, sólo porque es lo que hay en Shop'n Save, no es la única opción. Igual que el tomate de mi tío, hay una variedad genuina disponible, sólo tienes que saber dónde buscarla.

Muchos años después de haber probado el tomate por primera vez, había olvidado la lección que el tío Bob me enseñara aquel día. Tenía veinte años y pensaba que sabía todo lo que había que saber acerca de todo. Lo cierto es que, desde luego, no sabía nada acerca de nada y no entendía que algo no marchaba bien en mi vida.

Por fuera todo estaba bien: me había graduado con mención honorífica y ya estaba enfrascada en mi trabajo de maestría en un campo de estudio que amaba. Obtuve el primer puesto remunerado de maestra adjunta en mi departamento y había sido acogida por un prestigiado mentor. Vivía en una de las más sofisticadas e interesantes ciudades del país: San Francisco, y tenía una "relación maravillosa".

Como buena chica, había construido esa vida de apariencia perfecta, y ahora se suponía que... ¿qué? ¿Que la disfrutara? Si alguien me hubiera dicho cómo hacerlo, habría estado mejor preparada. Pero como estaban las cosas, me aburría cual ostra. Sentía como si me estuviera marchitando en la vid. Era como si todo el tiempo estuviera comiendo pero nunca me saciara; toda esa fantástica vida que había creado no me daba más que la sensación de un estómago vacío. Sabía que tenía que haber algo más, podía escuchar cómo me llamaba por las noches, mientras yacía mirando al techo, preguntándome cómo había podido terminar mi vida antes de empezar siquiera, pero no sabía dónde encontrar más vitalidad, más compromiso, más de todo lo que quería.

Entonces una amiga me dijo que estaba tomando un curso sobre sexualidad. Por un momento me escandalicé. ¡La sexualidad era algo de lo que las chicas buenas como yo no hablaban!

Luego me dio curiosidad. Después me dio vergüenza mi curiosidad. Entonces me sentí un poco temerosa, y por último, un poco atrevida.

Me inscribí a la clase con ella y ése fue el principio del resto de mi vida. Si el tío Bob hubiera estado ahí, le habría asomado una sonrisa.

Sí se puede tener más

Al final resultó que aunque mi "yo" no sabía nada sobre nada en realidad sentía algo muy importante. Sólo algo pequeño. Sentía que, de alguna manera, el lugar donde había que buscar ayuda para volver a aprender cómo ser tocada por tu propia vida era el sexo. Tú también lo sabes, por intuición. De otra forma no estarías leyendo este libro. Habrías renunciado al sexo, abandonado toda esperanza de satisfacción en las relaciones, y te habrías recluido en un monasterio. Pero no, estás tomando la decisión radical de avanzar hacia tu sexualidad en lugar de alejarte de ella, porque sabes que es en el sexo donde se encuentra todo el verdadero alimento, y ya estás harto de calorías vacías.

Han pasado más de dos décadas desde que tomé aquella primera clase. Ahora me gano la vida enseñando sexualidad a otros, a hombres y mujeres, jóvenes y viejos, homosexuales y heterosexuales, que están en el mismo barco en el que yo estaba la primera vez que di el salto a mi sexualidad y, como se apreciaría después, a mi vida. Se trata de personas que tienen esa misma intuición, esa vocecita susurrando que aquí debe haber algo más. Lo que tengo que decirle a la persona que fui cuando tenía veinte años, y a cada uno de los estudiantes que veo en clase, es esto: ¡tienen razón! Sí se puede tener más.

En aquel tiempo, no podía haber imaginado el impacto que el sexo tendría en mi sensación de plenitud y felicidad. Al igual que mucha gente, veía al sexo como una especie de platillo secundario para acompañar al plato principal de mi vida. A pesar de que siempre había sido una persona sexual, seguía considerando mi sexualidad como extracurricular. Era algo que había usado para reducir el estrés, por placer, evasión o, en el mejor de los casos, para sentirme cerca de alguien. Pero si en ese entonces me hubieras dicho que el sexo terminaría siendo el centro de mi vida, que ahora, un par de décadas más tarde, estaría empleando mi tiempo para enseñarle a la gente el *slow sex*, que fundaría OneTaste, una organización nacional dedicada al arte y oficio del orgasmo femenino, habría pensado que estabas loco. Yo estaba ahí por diversión, para romper la monotonía de mi vida y quizá aprender cómo tener mejores orgasmos en el proceso. Desde luego, no pensé que fuera a descubrir la llave de la felicidad sostenible.

Pero eso fue exactamente lo que pasó. Lo que descubrí en esa clase fue que la sexualidad no sólo es una actividad marginal, un pasatiempo excepcionalmente divertido. En vez de eso, la vi como lo que realmente es: una fuente de poder, un pozo del que podía sacar la energía que necesitaba para descubrir quién era y cómo quería vivir mi vida. Y yo quería vivir mi vida disfrutándola, por el amor de Dios. Sentirme plena y llena de energía para poder vivir cada momento a su máximo potencial absoluto. El sexo resultó ser el punto de entrada a la más profunda y nutritiva alegría que cada parte de mí estaba pidiendo a gritos, así como el combustible para llevarme hasta ahí. Una vez que probé esta genuina variedad de la sexualidad, no hubo nada más que quisiera cultivar en mi vida.

Todo lo que esperabas que fuera posible en el sexo es posible. El sexo puede ser mucho más de lo que hemos llegado a creer. Puede ser la entrada a una conexión más profunda, a una mayor vitalidad y más sensibilidad en todas las áreas de nuestra vida. Todo lo que tenemos que hacer es explorar con la mente de un principiante. Dejar atrás el menú que se nos ha heredado, con todas sus reglas y expectativas, y permitirnos sentir a nuestro modo. El ofrecerte las prácticas de sexualidad que aparecen en este libro es mi propia versión de darte a probar el tomate. Yo te mostraré cómo dar esa primera mordida, cómo probarlo de verdad. Lo demás vendrá por sí solo.

¿Por qué escogiste este libro?

Siempre comienzo mis talleres de *slow sex* preguntándoles a los estudiantes qué los trajo hasta aquí, a estar sentados frente a mí, en una clase de sexo.

Una vez que se les pasa la vergüenza de acordarse de que ciertamente están sentados frente a mí y en una clase de sexo, sus respuestas caen en una de las cuatro categorías.

1. Han escuchado hablar del *slow sex* y sienten curiosidad. ¿Puede una mujer realmente tener un orgasmo en todo momento? ¿Los bombos y platillos tienen razón de ser?
2. Como hombres, desean una técnica infalible para complacer a cualquier mujer, en todo momento.
3. Como mujeres, quieren experimentar realmente el placer que se supone que deberían obtener del sexo, pero al parecer no encuentran la puerta de entrada.
4. Sólo quieren obtener más de sus vidas sexuales y tienen la intuición de que el *slow sex* los puede ayudar.

El primer grupo nunca deja decepcionado el taller. El sexo es quizá el tema más interesante del planeta, y estamos a punto de hablar de él, extensamente. Vamos a arremangarnos las mangas y entrar en nosotros mismos, de una forma en que pocos talleres se atreven.

Sí, quiero decir que se nos van a caer los pantalones.

Y cada una de las mujeres de la clase se va a revelar como un ser alucinantemente orgásmico.

En otras palabras, los curiosos van a encontrar lo que vinieron a buscar.

Ahora, no me malinterpreten, los otros también son curiosos, pero tienden a estar en una misión más específica. Los hombres quieren con desesperación (más de lo que sus parejas se puedan imaginar) ser mejores para complacer a sus mujeres. A nivel superficial, saben que mientras más disfrute ella del sexo, más a menudo lo practicarán. Su deseo más íntimo, y que para muchos de ellos ni siquiera es consciente, es el de tener sexo con una mujer que de verdad esté excitada. Saben que mientras más excitada esté su pareja, mejor será su propia experiencia.

Por su parte, las mujeres que asisten a mis talleres quieren saber cómo recibir el placer que sus hombres desean darles tan desesperadamente. Ellas también quieren excitarse más allá de su más salvaje imaginación, pero no han sido capaces de encontrar la manera. A menudo, mientras más se esfuerza él, menos se excita ella. Algunas mujeres piensan que es porque su pareja no es sexy o no tiene talento suficiente; algunas temen estar bloqueadas ellas mismas, o petrificadas de alguna forma. Independientemente de la razón, estas mujeres están aquí porque esperan que el *slow sex* les enseñe cómo convertirse en esos seres totalmente orgásmicos que son o, al menos, esperan ser.

El último grupo, conformado por todos aquellos que no encajaron en los primeros tres, se puede resumir en una frase: simplemente quieren *más*. Más sexo, más sensación, más placer, más conexión... más, puro y simple. Se necesita valor para admitir que quieres más de tu vida sexual. Puede ser vergonzoso, además de un tabú, decir que no estamos 100 por ciento satisfechos con lo que tenemos. Si no me crees, intenta ser maestro de sexo por un día. Es un tema perfecto para pasmar la conversación durante la cena. Las personas que, de manera individual, pueden expresar su curiosidad se retraen con rapidez si están en grupo. Todos en la mesa asentirán con cortesía, como diciendo: "Qué bien por ti, pero ¿yo? Yo no lo necesito. Estamos *perfectamente* felices por aquí, claro que sí".

Después, por supuesto, la mitad de la mesa tratará de interceptarme de camino al tocador para hablarme en voz baja de su vida sexual. Sobre cómo es que nunca han tenido un orgasmo, cómo desean tener sexo con más o con menos frecuencia de lo que quieren sus parejas, cómo no tienen idea de la constitución del aparato de la mujer, o cómo ya no tienen ningún interés en el sexo y quieren saber si tengo alguna esperanza que ofrecerles.

Todas éstas son variaciones de los mismos temas que escucho de mis alumnos, muchos de los cuales están a punto de darse por vencidos en la búsqueda de la satisfacción sexual y la intimidad profunda en el momento en que me encuentran. Desde antes han ido en busca de respuestas. Grandes promesas, obsequios, infomerciales; nada les ha proporcionado lo que están buscando. Cuando escucho sobre lo duro que han estado trabajando, todo el esfuerzo que han puesto para ganar la batalla de su propia sexualidad, me resulta difícil creer que no hayan ondeado la bandera blanca hace ya mucho tiempo.

Sin embargo, todavía vienen aquí. Vienen por la misma razón por la que yo entré a mi primera clase de sexualidad. Tienen la intuición de que hay algo que necesitan enfrentar, algo vital, algo que tiene que ver con la vida, la felicidad y la satisfacción, algo que sólo puede encontrarse si están dispuestos a bajar el ritmo y sentir realmente su sexualidad. Si están dispuestos a aprender algo nuevo, le dan un nuevo enfoque al sexo. Los hombres no están satisfechos con el mito cultural de que las mujeres nunca disfrutarán el sexo tanto como ellos. Las mujeres no están dispuestas a ceder ante la idea de que el deseo sexual disminuye de manera inevitable con la edad y la familiaridad, y que simplemente deben hacerse a la idea de que el sexo con sus parejas se volverá menos satisfactorio con el tiempo. Si ése es el caso, me dicen, prefieren bajarse del autobús. No van a conformarse con menos que una profunda conexión y una saturación, y van a seguir buscando hasta hallar la respuesta.

Es decir, la respuesta que les dé a los hombres una forma infalible de complacer a sus mujeres en todo momento; que traduzca el "lenguaje de las mujeres" para que puedan entenderlo; que los libere de la ansiedad del rendimiento; que les dé permiso para relajarse y disfrutar el sexo, y sepan que lo están haciendo bien.

Por otro lado, la respuesta que les muestre a las mujeres cómo zambullirse y realmente *sentir* durante el sexo; cómo llevar el punto neurálgico de su sexualidad de vuelta a sus cuerpos, donde puedan utilizarlo para excitarse más de lo que alguna vez creyeron posible; la respuesta que les muestre cómo usar la excitación como una fuente de energía, en vez de un punto de fuga; que les enseñe cómo dejar de lado la expectativa de que sus orgasmos deben parecer y sonar de esta manera o de aquella otra; que realmente les permita disfrutar del viaje, en lugar de empujarlas cada vez más rápido hacia el final.

La respuesta que todo mundo está buscando es el *slow sex*. Igual que el movimiento de *slow food* o comida lenta, que pasó de la conveniencia y la rentabilidad de la comida rápida a la práctica sostenible y el comer para disfrutar, el *slow sex* es una forma de acercarse al sexo que enfatiza la sostenibilidad, la conexión y la nutrición. Profundiza la relación con tu pareja y con tu propio cuerpo, de manera que puedas experimentar el orgasmo desde adentro hacia afuera. Igual que la comida lenta, el *slow sex* es una filosofía; una filosofía que despoja al sexo para dejarlo en su estado más puro, que enseña a sentir el cuerpo a profundidad y a comunicar nuestros deseos. Pero, de la misma manera que no se puede entender realmente qué es la comida lenta sino hasta la primera prueba, el *slow sex* no se puede entender a menos que se experimente. El *slow sex* puede experimentarse, sobre todo, a través de la práctica de la meditación orgásmica: la MO. La práctica de la MO en sí misma no es sexo, es una sencilla actividad meditativa en la que el hombre acaricia los genitales de la mujer por quince minutos. Pero las habilidades que desarrollamos mientras practicamos la meditación orgásmica son poco menos que revolucionarias cuando las aplicamos al sexo tradicional. Así, aunque el enfoque principal de este libro, y del *slow sex* en general, es la práctica de la MO, éste es sólo el primer paso. La experiencia real del *slow sex* sucede cuando tú extiendes su filosofía —despojándote, percibiendo tus sensaciones y pidiendo lo que deseas— al ámbito del sexo "normal". De modo que, más adelante, voy a ofrecerte prácticas de la forma de aplicar estos tres principios del *slow sex* para el coito, el sexo oral y más.

En la meditación orgásmica aprendemos a trasladar nuestra atención del pensamiento a la sensación, de una orientación hacia el objetivo a una orientación hacia la experiencia. Este cambio les da un giro a todas nuestras expectativas sobre el sexo, canjeando lo "más rápido" y lo "más duro" por lo "más lento" y "más conectado". Ya no hay ningún resultado planeado para el sexo, ningún objetivo, ni siquiera un clímax que esperar. En su lugar, el *slow sex* nos enseña cómo sentir y disfrutar el orgasmo que estamos teniendo en el momento mismo: a saborear cada caricia y cada sensación a lo largo del camino. Como muchos estudiantes y clientes de instrucción del *slow sex* han descubierto ya, los resultados de esta práctica son mucho mejores que la suma de sus partes. He aquí algo de lo que puedes esperar:

"Me siento mucho más confiado sabiendo que le estoy dando placer a mi esposa todo el tiempo. La meditación orgásmica es como el ingrediente secreto. El tipo de sexo que tenemos ahora es el que siempre había estado buscando."

—Craig, 43 años

"No creo haber sentido realmente el sexo antes de empezar a practicar la meditación orgásmica. Ahora puedo sentir mi energía sexual todo el tiempo, incluso después de que la MO haya terminado."

—Jen, 31 años

"Mientras que antes sólo sentía excitación en los genitales, ahora todo mi cuerpo es una zona erógena."

—Kurt, 52 años

"He aprendido realmente cómo dejar salir mi sexualidad y jugar. Es como si todo este tiempo la hubiera estado conteniendo y ni siquiera lo sabía. Ahora tengo permiso para dejarla salir y disfrutar del sexo de una forma completamente nueva."

—Liz, 28 años

"Desde que hemos estado practicando la meditación orgásmica, mi novia se excita mucho más. No puedo creer lo distinto que es tener sexo con una mujer que está muy excitada."

—Jon, 40 años

"Yo pensaba que ya no atraía a mi esposo, pero hacer meditación orgásmica lo ha cambiado todo. Mientras más hacemos MO, más sexo tenemos."

—Suzanne, 41 años

Lo que enseña la meditación orgásmica es, de hecho, transferible a *todas* nuestras relaciones, incluso a la vida en general. Todo lo que tenemos que hacer es abrir nuestro prisma más allá del entendimiento convencional del sexo y el orgasmo, sobre todo cuando se trata de la experiencia de *ella*. Aunque tradicionalmente el elemento central del sexo ha sido el orgasmo masculino, el *slow sex* dirige la atención hacia el orgasmo femenino. Una vez que entras a ese mundo, nada vuelve a ser lo mismo.

Toda mujer es orgásmica... en serio

Dicen que todos tenemos nuestros puntos ciegos, pero cuando se trata de sexo, todos tenemos el mismo. Pregunta a cien personas qué se necesita para que un hombre tenga un orgasmo y verás cómo todos levantan la mano. Tanto los hombres como las mujeres conocen el equipo masculino como la palma de sus manos, y según la mayoría, se puede aplicar lo mismo para todos. Pero pregúntales a las mismas personas por una fórmula que haga a una *mujer* orgásmica, y las manos levantadas, en el mejor de los casos, se volverán escasas. Todo mundo sabe cómo se viene él, pero ella es más... complicada. Las mujeres mismas ven su propia sexualidad como, por así decirlo, una caja negra. Gracias al condicionamiento cultural que dicta que las partes de la mujer están mejor guardadas en la oscuridad, muchas mujeres tienen dificultades para sentirse conectadas con sus genitales y, por lo tanto, con su propio orgasmo.

Lo cual resulta ser muy diferente respecto al caso de los hombres.

Así pues, cuando comparamos el orgasmo de ella con el de él (lo cual hacemos) y tenemos el de él como el modelo por el que ella debe esforzarse (lo cual hacemos), entonces el de ella puede parecer como un niño problema que a veces se niega a ir a la fiesta. Los dedos apuntan tanto a los hombres como a las mujeres. Si él "no puede hacer venir a su mujer", entonces no es lo suficientemente sexy, no está "dando" lo suficiente, o peor, él (y aquí se escuchan susurros) *no es especialmente talentoso*. Para el hombre sin talento hay estanterías repletas de libros con guías que prometen desvelar los misterios del placer. Por otra parte, si ella no se puede venir todo el tiempo, entonces es "frígida", está estresada, no le gusta el sexo, no sabe cómo relajarse. De nuevo, hay libros, juguetes, lencería sexy y lubricantes sensibilizadores que prometen arreglar ese gran problema que la azota (o, más precisamente, que ella misma se ha acarreado por no ser sexual/relajada/¡lo bastante cómoda para venirse ya!). Debido a este enigma cultural, presento la práctica del *slow sex* con esta afirmación radical:

> *Nunca he conocido a una mujer que no sea, ahora mismo, en este momento, orgásmica.*
>
> Sí, me refiero a *ti*.
> Sí, me refiero a *tu* esposa/novia/amante.

Toda mujer, como cualquier persona, es orgásmica en todo momento. Una vez que comprendas esto, estarás en el camino correcto para entender el *slow sex*.

Dicho esto, por lo general toma un poco de tiempo para que mis alumnos se adapten a este nuevo orden del mundo. El desconcierto que experimentan se debe a una interpretación errónea de la palabra "orgásmica". Hemos limitado el término "orgasmo" con la definición tradicional del orgasmo *masculino:* el clímax. Contrario a lo que hemos aprendido en nuestra educación sexual (y como adolescentes, rodando en el piso de la sala, esperando, ansiosos, que nuestros padres no entraran), clímax no es sinónimo de orgasmo. *El orgasmo es la capacidad del cuerpo para recibir y responder al placer.* Puro y simple. El clímax es a menudo una *parte* del orgasmo, pero no es la suma total. Haz esta distinción y cambiarás el juego por completo.

Descubrirás que las mujeres son tan orgásmicas como los hombres, quizá incluso más.

Descubrirás que las mujeres quieren tener sexo tanto como los hombres, sólo que no quieren el sexo que hay habitualmente en el menú.

Empiezas a darte cuenta de que el clímax es como leer sólo la última línea de un libro; puedes hacerlo, claro, pero te vas a perder toda la historia.

Al hacer este descubrimiento, de repente se reconfiguran todas nuestras expectativas sobre el sexo, el orgasmo, las mujeres y los hombres, las relaciones y la vida. Ya era hora, ¿no?

Sobre este libro

Este libro es una introducción a la filosofía del *slow sex* y la práctica de la meditación orgásmica. Está inspirado en mis talleres de *slow sex* y está pensado como una guía para principiantes, un manual de instrucciones que te permitirá comenzar a practicar los principios del *slow sex* de inmediato (o al final del capítulo 3, en todo caso). Lo concebí, en gran medida de la misma forma en que te habría mostrado el contenido si estuvieras en mi clase. Primero hablaremos de lo que es el *slow sex* y por qué te gustaría practicarlo. A continuación te voy a guiar paso a paso a través de la práctica de la meditación orgásmica, incluyendo nuestro "Programa de arranque en diez días", que te ayudará a ti y a tu pareja a construir una práctica sostenible y, no lo olvides, placentera. Una vez que logremos que domines la práctica de la MO, te enseñaré toda clase de secretos: lo que la MO nos enseña sobre las mujeres, los hombres y el sexo, hasta las instrucciones de cómo tener un orgasmo de cuatro meses. (Trata de no saltarte información. Sólo inténtalo.)

Además de la práctica de la meditación orgásmica, he incluido una variedad de ejercicios experienciales garantizados para llevar la revolución del *slow sex* a la comodidad de tu propia casa. La práctica central de la MO y la mayoría de las prácticas de sexualidad en el libro requieren de una pareja. Si actualmente no tienes una pareja o un amigo con derechos con quién practicar, no te preocupes, de todos modos hay mucho que aprender. El resultado final de la meditación orgásmica es llevar de vuelta el centro de nuestro universo sexual a nuestros propios cuerpos. Hemos llegado a creer que nuestra sexualidad depende de ciertas circunstancias *externas* adecuadas: una pareja que quiera tener sexo con nosotros, por decir algo, o un cuerpo que estemos dispuestos a dejar mirarse a la luz del día. Pero, en realidad, la sexualidad surge de adentro hacia afuera. De manera que el trabajo que estoy enseñando en este libro comienza contigo. Mis talleres de MO están abiertos a practicantes individuales y a parejas, y aquí hay sabiduría para quienes, en última instancia, realizan la práctica y para quienes no lo hacen. Así que no te preocupes si ahora no tienes una pareja: o estarás lo suficientemente intrigado al final del libro como para encontrar una, o puedes enfocar tu atención —bueno, una atención mayor aún— en reactivar tu propia sexualidad y en la manera en que te relacionas con tu mundo.

Y hablando de la experiencia individual, por favor, lee este libro a tu propio ritmo. Buscar en las profundidades de tu propia sexualidad no siempre es fácil. Tenemos tanto condicionamiento negativo en torno al sexo que, para empezar, es maravilloso que alguien decida sumergirse en el *slow sex*. Recuerdo cuando me di cuenta de que la sexualidad era mi vocación. Fui a decirle a mi madre que su única hija, que había estado errando por tanto tiempo, por fin había descubierto el llamado de su vida. Ella se emocionó al escuchar que había aterrizado en algo, hasta que le dije en *dónde* había aterrizado. Mi madre prácticamente se derrumbó cuando le dije que se trataba del sexo. La tuve que pinchar con un dedo para asegurarme de que seguía respirando. Por supuesto que me sentí mal. No tanto porque ella estuviera decepcionada de mí (que claramente lo estaba) o porque se fuera a recriminar a sí misma fuera cual fuera el error que hubiera cometido para llevar a su única hija a *esto* (lo cual hizo, al menos por un tiempo), sino porque vi, a través de su respuesta, la manera en que todos nos sentimos con respecto a la sexualidad, en un grado u otro. El sexo era tan malo que mi mera participación en él hizo a mi madre cambiar su minivestido por un sudario negro. En ese momento, me hice la promesa de que iba a dedicarme a hacer aquel lugar al que me dirigía, el mundo de la sexualidad, menos doloroso para todos, incluida mi madre.

Así que despreocúpate si se te empiezan a poner los pelos de punta mientras lees este libro (si así fuera, no dudes en saltar al capítulo 4, "Solución de problemas", donde descubrirás que para nada estás solo). Es de esperarse que uno se espante cuando se aborda el tema. Toma las cosas con calma y avanza a tu propio paso. Puede ser que sientas que has encontrado la práctica que habías estado buscando toda tu vida, o que pienses que la meditación orgásmica es algo completamente desca-bellado. Puedes correr a tu computadora e inscribirte a una teleclase o un taller de *slow sex*,* o puedes decidir que, en adelante, evitarás por completo y para siempre San Francisco, por miedo a toparte con una servidora. Puedes leer el libro de una sola sentada, o puedes dejarlo y volver a él en una semana, un mes o un año. Sea cual sea tu respuesta, sé consecuente con ella. El proceso de reconexión con la sexualidad se aprecia de forma diferente según cada persona. Sucede sólo tan rápido como se supone que deba ocurrir. Lo único que te pido es que sigas tu propio deseo. Guíate por el punto ideal de placer. ¿Qué es lo que quieres? Si quieres seguir leyendo, hazlo. Si quieres hacer las prácticas, hazlas. Si no, no. Hagas lo que hagas, asegúrate de actuar de acuerdo con tu propio deseo. Es la única brújula que te han dado en el mundo, y *puedes* confiar en ella. Puede ser que no te lleve a donde pensabas que ibas, pero nunca te llevará por mal camino.

Nicole Daedone
San Francisco, California
Mayo de 2010

* Por si acaso: www.onetaste.us

Uno

El arte del *slow sex*

Cuando estoy frente a mis nuevos estudiantes, en el primer día de un taller de *slow sex*, es como si fuera un capitán en la proa de un barco, en una noche de niebla. La niebla que flota entre la clase y yo es tan espesa que apenas puedo ver sus caras.

Es la niebla de un terror miserable. Madre santa, están en una *clase de sexo*.

A través de la niebla, me están midiendo, me están revisando. Si están en una clase de sexo, entonces yo debo ser la maestra de sexo. *Pues bien, así es como luce una maestra de sexo.* Es difícil no abrir la boca para decir algo caliente, obsceno y escandaloso sólo para ver qué tanto brincan en sus asientos.

Por desgracia, cuando abro la boca, de lo primero que empiezo a hablar es sobre mi abuela. Me doy cuenta de que no es tan excitante como esperaban, pero no hay nada que pueda hacer. La abuela es el punto donde todo comienza.

Yo fui hija única, criada por mi madre y mi abuela. La abuela era una cocinera increíble. Una cocinera al estilo del viejo mundo, una inmigrante ucraniana que sabía cómo preparar una sencilla sopa rusa de remolacha. Cocinar para sus seres queridos —y yo estaba al principio de esa lista— era su actividad favorita. Ella era una fuerza de la naturaleza, un huracán, tanto dentro como fuera de la cocina, y yo en parte le temía y en parte estaba enamorada de ella. Me gustaba verla ir de la estufa al fregadero y del fregadero al refrigerador con la precisión de una bailarina; era fascinante mirarla cocinar, sopesando las consecuencias de interponerme en su camino.

Después, cuando yo tenía quince años, la abuela sufrió un ataque al corazón. Toda la familia estaba en vilo, esperando. Cuando llegó el diagnóstico, había noticias buenas y malas. La buena noticia era que iba a sobrevivir, y la mala, que su condición era degenerativa y su corazón se estaba deteriorando. No sabían cuánto tiempo iba a vivir.

Yo estaba en una clase de economía doméstica en ese entonces en la escuela y estaba cocinando muchísimo. Ya que la abuela siempre está cocinando para los demás, pensé, le voy a llevar algo de lo que hagamos en clase para demostrarle lo mucho que la amo. Así que una tarde, luego de que ella volviera a casa, le llevé un platillo que habíamos preparado ese día. Lo puse en la mesa con grandes fanfarrias, esperando a que probara su primer bocado y luego me llenara de elogios. Lo que sucedió no fue lo que yo pretendía, por decir lo menos. Dio una mordida, sí, pero escupió el bocado antes de siquiera haberlo masticado. Me quedé muy sorprendida y le pregunté qué había pasado.

—Mataste esta comida con la receta —dijo impasible y se levantó a preparar la cena.

Desde luego, yo estaba mortificada. Pero más que eso, estaba confundida. ¿Qué quiso decir con que yo había matado la comida con la receta? Preparé el platillo en *clase*, señora. Una clase donde estoy sacando diez, muchas gracias. El punto era seguir la receta. Si no sigues una receta, ¿cómo se supone que sepas cómo cocinar un maldito platillo?, me preguntaba molesta.

Una vez que recuperé el control de mis emociones adolescentes e impulsadas por las hormonas, entré a la cocina y le pregunté, lo más calmada posible, cómo es que se podía aprender a cocinar sin receta. Ella volvió su anciana mirada hacia mí. Recuerdo que se veía cansada, pero sabia. Tras una larga pausa dijo, con un tono que sonaba a resignación:

—Muy bien. Te voy a enseñar.

Y con eso, comencé a aprender lo que significaba cocinar sin receta. Para mi primera lección, dijo, yo tendría que ir al supermercado ruso a comprar sus cigarros favoritos. Ella se quedaría en casa y prepararía la sopa.

Después de eso, hubo baños que lavar y otras muchas tareas domésticas que hacer en lugares totalmente diferentes de la casa. Todo esto mientras ella guisaba en la cocina. Traté de no irritarme, pero nunca he sido muy buena intentando no ser lo que soy. Soplé y resoplé, haciendo grandes esfuerzos para pasar por la cocina tan seguido como me era posible, para que ella se hiciera una idea de lo que *yo* estaba "cocinando". Pero si percibió mi disgusto, nunca lo demostró, simplemente me dejó arrastrar la aspiradora de un lado a otro del pasillo, tan ruidosamente como me diera la gana y nunca dijo ni media palabra.

Una amiga me preguntó si quería ir al centro comercial después de la escuela.

—No —contesté—. Mi abuela me está enseñando a cocinar.

—Qué bien —dijo.

—Hmmm —respondí.

Pero un día llegué, y mientras me dirigía al armario donde guardábamos la aspiradora, la abuela me llamó a la cocina.

—Hoy —dijo— vamos a preparar pierogi.

Una vez que mi incredulidad se disipó, comencé a dar brincos de gusto. Ella me lanzó una mirada para que le bajara a mi entusiasmo y me pusiera un delantal (¿cómo hacen las mujeres mayores para comunicar tanto con una sola mirada de soslayo?). En la mesa me dejó que viera cómo mezclaba la harina, los huevos y el agua para preparar la masa. Luego vino mi turno. Le dio vuelta a la masa en la superficie enharinada y me indicó que amasara. Apenas le había dado una vuelta a la masa cuando ella ya estaba detrás de mí, pellizcándome un brazo.

—¿Sentiste eso? ¡Es lo que le estás haciendo a la masa! ¿Cómo crees que siente que la pellizquen así?

La miré como si estuviera loca. ¿Cómo va a sentir la *masa*? Pero luego de unos cuantos pellizcos correctivos más comencé a masajear esa masa con el mismo cuidado y atención que prestaría al ponerle talco a las pompis de un bebé. Pronto le avisé que ya había terminado y que la masa estaba lista para enrollarse.

—¿Cómo sabes que está lista? —me preguntó la abuela.

Era una buena pregunta. ¿Cómo *sabía* que ya estaba lista? No sé. Simplemente… estaba lista. La abuela me miró con una expresión divertida y aliviada a la vez.

—Tú ya estás lista, Nicole —dijo.

~

Aquel día en la cocina cambió mi vida. En la clase de economía doméstica aprendimos a cocinar siguiendo las instrucciones de una receta al pie de la letra. Se nos premió por ese buen comportamiento con una comida y una buena calificación. En el mundo de mi abuela, nos relacionábamos con los alimentos. Sintiéndolos. Conociéndolos. Aprendiendo cómo deseaban ser cocinados. Ni siquiera se me permitió ponerme el delantal sino hasta que hube establecido una relación con mi abuela, hasta que supe qué cigarros le gustaba fumar y cómo quería que limpiara su inodoro. Ahora me estaba relacionando con la masa, descubriendo cómo quería ser amasada.

Mi abuela me estaba enseñando la lección más importante de la cocina, pero también de la vida: cualquier cosa con la que realmente quieras tener una relación te revelará sus secretos. Todo lo que tienes que hacer es pararte en la cocina con la mente y el corazón abiertos, reconociendo el honor de cocinar los alimentos para tu familia. La receta vendrá sola.

Ésta es una lección que nunca he olvidado. Fue una lección para aprender la diferencia entre la cocina como una ciencia y la cocina como un arte. Según la ciencia, sabemos que haremos un pastel mezclando azúcar, harina y huevos. Comenzamos desde la posición del conocimiento, a partir de una receta probada y comprobada, y seguimos sus instrucciones hasta que obtenemos un pastel. Pero para la abuela, el proceso comenzaba con una pregunta: ¿cómo *desea* este pastel en particular ser confeccionado? Estos enfoques provienen de dos mundos completamente diferentes. El primero es el mundo de la ciencia, la ciencia de la cocina, pero también de la vida. Tomas las instrucciones, las aplicas y, si haces todo bien, el resultado está más o menos garantizado. El segundo corresponde al ámbito del *arte* de vivir. Cuando comienzas a moverte en este mundo no sabes a dónde vas y los resultados no están garantizados. Puedes dar todo cuanto tienes y no lograr el resultado esperado, pero conseguirás la experiencia de la relación íntima. Abre tu ser y las respuestas vendrán a ti. Te darás cuenta de que sabes cosas que nunca antes imaginaste. Descubrirás que una obra maestra en realidad no te exige que domines ningún tema en absoluto. Simplemente te pide que sientas, que escuches y que confíes en ti mismo. Eso es arte.

El arte del sexo

Cualquier cosa que hagas puede enfocarse como ciencia o como arte, incluso, quizá lo más importante, el sexo. No obstante, el tipo de sexo que todos deseamos disfrutar es el que tenemos cuando nos aproximamos a él como si se tratara de arte, más que de una ciencia. Me refiero al tipo de sexo que nos pide que estemos abiertos, seamos curiosos y sigamos la experiencia a donde ésta quiera ir, en lugar de forzarla a seguir la dirección en que "supuestamente" debe ir, la dirección que la receta *dicta* que se debe tomar.

Y sin embargo, la mayor parte del tiempo, tratamos el sexo como una ciencia. Desarrollamos expectativas muy altas, anticipando un resultado repetible cada vez que añadimos agua y mezclamos. Creemos que el "buen" sexo significa una cosa: orgasmos mutuos y un sentimiento de conexión íntima con nuestra pareja, y si falta alguno de estos ingredientes, el sexo es "insatisfactorio" o "problemático" o, peor aún, sólo es "suficientemente bueno". Ignoramos la realidad: el sexo es en sí desordenado y errático. Es una fuerza de la naturaleza, como mi abuela. Es un reflejo de la vida, lo que significa que incluye lo caliente y lo frío, lo rápido y lo lento, lo bueno y lo malo. A veces lo queremos, a veces no. A veces nos sentimos cercanos a nuestras parejas, otras sentimos que podrían ser unos asesinos en serie. A veces pensamos que son los mejores amantes del mundo, otras veces deseamos que alguien, en algún momento de sus años adolescentes, les hubiera enseñado a *besar*, por el amor de Dios. Algunos de nosotros podemos llegar al clímax con sólo unos toques, mientras que otros se pasan toda la noche intentando y nunca "llegan ahí". Algunos recordamos una época en que el sexo *solía* ser genial, pero no podemos, por más que queramos, recordar cómo llegar ahí de nuevo. Ésta es la realidad del sexo. El sexo no es una ciencia; no hay una receta. No importa cuántos libros leas o cuántos movimientos repetitivos hagas, el resultado no está garantizado. Y la mera incongruencia es el mejor escenario posible. ¿Y el peor de los escenarios cuál es entonces? Cuando matas el sexo con una receta.

Pero nunca hemos aprendido a cocinar sin receta, en la cocina o en la recámara. Así que cuando las cosas no salen como esperamos, nos encontramos intentándolo con más ahínco. En lugar de abrirnos y permitir que nuestra sexualidad nos diga lo que quiere en ese momento, nos esforzamos más para cumplir con la receta externa que nos han dado. En lugar de escuchar nuestro propio deseo y seguirlo tenga o no sentido, nos esforzamos aún más en ser los buenos seguidores de la receta que nos enseñaron a ser. Muy pronto convertimos la masa en un bulto tieso y poco apetecible.

Vamos a poner como ejemplo el orgasmo. Mientras que los orgasmos de los hombres son también una forma de arte, creo que todos estamos de acuerdo en que éstos tienden a cumplir más con ese consistente atributo científico que los orgasmos de las mujeres. Si me disculpas por ser tan franca, "pene" más "mujer desnuda", en la mayoría de los casos es, de hecho, igual a "eyaculación". Pero entonces, ¿qué ocurre cuando la receta no nos lleva al resultado deseado? Sin importar cuánto se esfuerce él, ¿la receta —ejem— ya no funciona por sí misma?

Por otro lado está el orgasmo femenino, que para la mayoría de nosotras sigue un camino mucho más parecido a *la manera del artista* que al método científico. Si se observa con objetividad, el orgasmo femenino parece muy diferente del masculino, y puede o no incluir un clímax. Así que, ¿qué pasa cuando seguimos la receta del "buen sexo", y ésta (por lo general) pide "dos clímax", y no hay dos clímax disponibles?

Lo que ocurre en cualquiera de estos casos, y en muchas más formas diferentes en que la verdad de la "no receta" se revela, es que el sexo empieza a parecer un problema. Dado que somos humanos y existimos en un paradigma del mal (abundaremos en esto más adelante), somos de gatillo fácil cuando se trata de identificar problemas. Siempre estamos en la búsqueda de algo o alguien a quien culpar. Creemos que hay algo malo con nosotros, o con nuestra relación, o con nuestra pareja. La veleidad del sexo, su negativa frustrante para acatar las leyes de la mecánica, nos pone en la difícil posición de preguntarnos por qué las cosas no van por el camino que se "supone" correcto. Cada uno de nosotros tiende a responder de manera diferente.

Los hombres abordan el problema del sexo como si se tratara de arreglar un televisor descompuesto. Se rascan la cabeza e intentan entender. Hacen preguntas de investigación, buscan reparar por aquí y por allá, y cuando la pantalla sigue en blanco, o se frustran o pierden la cabeza por completo.

Por otro lado, la tendencia de las mujeres es tratar de que su sexo, y especialmente su orgasmo, *se vean* de una forma particular, de la forma en que se "supone" que deben verse. Tratamos de cumplir con las expectativas establecidas por Hollywood, *Cosmo,* y nuestra mejor amiga, Katie (que parece que *siempre* tiene un sexo increíble, todo el maldito tiempo, y que no entiende que *no necesariamente queremos enterarnos de eso*). Nos imponemos la forma de sexo que se supone que deberíamos tener, la cual está moldeada por el ejemplo de la experiencia masculina. Pasamos mucho tiempo pensando, preguntándonos si lo estamos haciendo bien, concentrándonos profundamente en "llegar a alguna parte": "alguna parte" que sea sinónimo de "clímax"; pensamos en qué sonidos deberíamos hacer mientras nos acercamos a éste, en si están "bien" o no. Nos preguntamos qué pensarán nuestras parejas si no comunicamos a través de estos sonidos que estamos pasando un momento alucinante. ¿Y si el esquivo clímax nunca llega? En momentos de desesperación, o mero agotamiento, nos sentimos tentadas a fingir. ¿Por qué no? Algunas de nosotras sentimos que de todos modos estamos fingiendo todo el asunto, comenzando por nuestro interés de tener sexo, en primer lugar. El resultado es que nos distanciamos de nuestros deseos, de nuestra experiencia directa del sexo, y finalmente, de nuestros orgasmos. Algunas mujeres se han alejado tanto de su auténtico orgasmo que ni siquiera creen *tener* uno. Lo cual es muy preocupante, ya que, en especial para las mujeres, *el acceso frecuente al placer del orgasmo es la llave para encontrar la alegría, el alimento y la felicidad sostenibles.* (¿Qué tal para una afirmación que no se oye todos los días?)

> "Siempre he sido una persona sexual, pero por mucho tiempo sentí que no era apropiado para mí, como mujer, tener un apetito sexual tan intenso. Así que terminé centrándome en la experiencia de él y no en la mía. Mi desempeño se volvió muy bueno.

> Yo pensaba, 'Ah, estamos cogiendo. ¿Le gustará? ¿Deberé hacer esto o aquello?' Pero el *slow sex* cambió eso. Me ha ayudado a sentir cada sensación, a darme cuenta cuando me asusto o cuando comienzo a llegar lejos."
>
> —Margaret

Y bien, ¿cuál es la solución para el problema del sexo? Aunque yo tuve la suerte de tener una abuela que me enseñara en la cocina, no tenemos muchos modelos artísticos que mirar en la recámara. Se nos enseña el sexo como una ciencia, desde la primera vez que tropezamos, mortalmente avergonzados, con la educación sexual. Esto se extiende a la edad adulta, cuando ya podemos comprar un manual de sexo para cada problema (consolidando la idea del sexo como la reparación de un televisor) y sofisticados accesorios para vestir a nuestro pequeño niño problema. Pero hay algunos cuantos mentores sexuales a nuestro alrededor, que están volviendo a enseñar, con lentitud, el arte del sexo a los cansados científicos del mundo.

"Muy pocos en verdad", les digo a mis asombrados estudiantes en el primer día de clases. "Por suerte para ustedes, acaban de encontrar a una."

Una nota sobre los ejercicios de este libro

Los ejercicios de este libro te van a pedir que dejes a tu sexo salir a jugar, a la vista total de tu pareja, con las luces encendidas. Mis alumnos a menudo me miran como si estuviera loca cuando les digo que volteen hacia sus parejas y simplemente comiencen a hablar sobre sus deseos sexuales, justo aquí, en el salón, con un montón de parejas más. ¿Estoy loca?

Quizá sí, quizá no. Lo que estoy haciendo es tratar de descongelar esa idea que tenemos de que el sexo es un asunto muy serio. Dejar atrás la receta que habitualmente utilizamos, aquella que exige velocidad, diligencia y las luces decididamente apagadas. En el fondo, se puede decir que esto es todo lo que el *slow sex* engloba: encender las luces y mirar todo lo que estamos haciendo. No hay duda de que esto requiere que algunos estudiantes se salgan un poco de su zona de confort, en un principio. No hay problema. Con los años he visto con asombro cómo los estudiantes, nerviosos y apenados, se dan permiso a sí mismos de dejar que su yo sexual salga a jugar. En cuestión de segundos, los alhelíes florecen plenamente, como seres sexuales y salvajes que ellos mismos no habían visto antes. Esto también te puede suceder a ti. ¡Sólo diviértete con ello! En mis talleres invito a cada alumno a acercarse a los ejercicios que les doy, e incluso a la práctica de la meditación orgásmica misma, con un espíritu de experimentación y juego. Estás indagando sobre tu propia experiencia del sexo. ¿Qué te gusta? ¿Qué podrías hacer sin eso? ¿Qué sentiste en tu cuerpo? ¿Qué estabas pensando? Algo en la aproximación al sexo como una investigación ilumina la experiencia y la hace menos seria, con esa "S" mayúscula que solemos ponerle. Te abre al juego, a probar esta experiencia o aquella, sólo por curiosidad.

Al inicio de cada ejercicio he incluido los materiales que vas a necesitar, explicando si necesitas una pareja para el ejercicio o no, y el tiempo de duración. Hay tres excepciones, sin embargo. Además de la meditación orgásmica misma y otros ejercicios que te permitirán practicar diferentes aspectos del *slow sex*, he incluido tres ejercicios diseñados para ayudarte a trasladar la filosofía del *slow sex* a tu vida sexual "normal". Estos ejercicios: sexo oral lento para ella, sexo oral lento para él y coito lento, todos en el capítulo 8, son menos una instrucción paso a paso que una inspiración. Los ejercicios están concebidos para encender una sensibilidad dentro de ti, una sensación de lo que el *slow sex* es realmente. Húndete en lo profundo de la sensación que estos ejercicios generan cuando los lees, y utiliza la sensibilidad, en vez de la forma, para guiarte.

Ejercicio. El sexo como una ciencia, el sexo como un arte

Este primer ejercicio es un gran punto para empezar a jugar. Tú y tu pareja van a probar el manejo del sexo como una ciencia, y luego como un arte. Se supone que debe ser divertido e incluso un poco atrevido. Qué tan lejos llegues, depende enteramente de ti; puedes cambiar de opinión o pedir algo diferente en cualquier momento. Así que date permiso de explorar lo inexplorado y expresar con la menor censura posible cualquier cosa que surja.

Vas a necesitar tres almohadas, a tu pareja y una revista (o más) para este ejercicio.

Acomoda las almohadas formando un triángulo sobre la cama o en el suelo. Elige una almohada para que sea el asiento de la "ciencia", otra para el asiento del "arte" y otra que sea sólo para "escuchar". Sitúa a tu pareja en la almohada para escuchar. Su trabajo es simplemente escuchar mientras tú dejas que tu sexo hable, no calentarse mucho y concentrarse en permanecer sentado. No te sientas cohibida por hacer que él se encargue sólo de escuchar, ¡pronto le llegará su turno!

Comienza por sentirte cómoda en la almohada de la ciencia, tómate un minuto para asentarte en tu cuerpo y concentrar tu atención. A continuación, adecua tu intención para investigar sobre el sexo como una ciencia. Piensa de manera lineal, racional, orientada a objetivos, detallada e incluso matemática.

Ahora, abre la boca y, utilizando el lenguaje científico más preciso que puedas, dale a tu pareja una receta cuantitativa para satisfacer tu deseo sexual. Dispón las instrucciones exactas de cómo quieres que te coja, con toda la especificidad posible. ¿Qué quieres exactamente? ¿Dónde? ¿Qué tan a menudo? ¿Por cuánto tiempo?

Un ejemplo podría ser, "Quiero que me encuentres en la cocina, cuando esté preparando la cena, el martes en la noche. Quiero que me empujes contra la mesa, me levantes la falda y vayas ahí abajo, chupando y lamiendo mi clítoris alternadamente, mientras tiras con firmeza de mi pezón derecho".

Tal vez tengas una fantasía que siempre has querido que él te cumpla; genial, nárrasela. Quizá nunca antes habías pensado en nada de esto; no hay problema, sólo comienza a hablar y ve qué te sale. No te preocupes si te empiezas a reír (¡el humor es bueno!) o si te sientes apenada (recuerda que ¡luego le toca a él!). Sigue hablando mientras tengas algo que decir.

Ya que tu flujo de ideas haya disminuido, pásate a la almohada del "arte". Una vez más, respira profundo y concentra tu atención. Ahora estás en el mundo del arte: no lineal, sino intuitivo, emocional y sensacional.

Cuando estés lista, comienza a describir la sensación *cualitativa* del sexo que deseas. Utiliza el movimiento, la emoción e incluso el sonido. Dale todos los detalles sensuales. Puedes decir algo como, "Quiero sentirte en todo mi interior, abriéndome los pliegues más oscuros y profundos. Quiero sentir el peso de tu cuerpo clavándose en mí, lenta y decididamente, cogiéndome hasta donde nadie lo ha hecho nunca antes".

¡Uf, me estoy poniendo caliente nomás de pensarlo!

Una vez que disminuya el flujo de ideas, pásate de nuevo a la perspectiva de la ciencia y sigue hablando de tus deseos, utilizando una vez más un lenguaje cuantitativo. Asegúrate de poner todos los detalles sobre la mesa. Cuando te sientas completa, haz una última parada en la almohada del arte y sigue dibujándole un cuadro de cómo son tus deseos, sensaciones, gustos y cómo suenan. No te detengas hasta que hayas dicho todo lo que tu deseo quiera decir.

Deja que tu pareja sepa cuando hayas terminado, luego, tómate un momento para respirar y deja que todo lo que acabas de decir impregne la habitación. Pídele a tu pareja que te repita lo que te oyó decir. Él entonces anotará tus deseos tanto desde la perspectiva científica como de la perspectiva artística. (Si es necesario, ayúdale a refrescar su memoria.)

Una vez que él termine de tomar notas, intercambien las posiciones. Toma el asiento de escucha y haz que tu pareja realice el mismo ejercicio, comenzando con el sexo como ciencia y luego como arte.

Cuando haya acabado, asegúrate de anotar lo que le escuchaste decir para utilizarlo en el futuro.

Ahora, tengan sexo. Sabes que lo deseas.

Práctica avanzada

Planea cuatro citas con tu pareja en las que puedan recrear los deseos que surgieron durante el ejercicio. (Tienen las notas: ¡no olviden estudiarlas!) Las citas pueden ser tan cortas como quince minutos, o tan largas como un día o una noche. En la primera cita, tu pareja recreará tus deseos científicos; en la segunda, tu recrearás los suyos. Toma nota de cuántas sensaciones, cuánta excitación y atención tienes cuando estás involucrada en el "sexo como ciencia". ¿Todo salió como esperabas? ¿Te sentiste tan satisfecha como esperabas cuando todo terminó? Tómate el tiempo para escribir en tu diario acerca de lo que sentiste y cómo tus expectativas se cumplieron o no.

Dedica las próximas dos citas a tus deseos artísticos; primero los tuyos, luego los de él. Invita a los detalles sensoriales que describiste a cobrar vida entre ustedes dos. Una vez más, anota tu experiencia en tu diario. ¿Qué sentiste? ¿Qué te excitó? ¿Qué te hizo sentirte conectada con tu pareja? Tómate un tiempo para compartir tus pensamientos y sentimientos con tu pareja. Recuerda divertirte; después de todo, ¡sólo es sexo!

¿Problemas sexuales? No existen

Así que ahora mis estudiantes están cada vez más relajados y cómodos. Han captado que la forma en que han venido manejando el problema del sexo no está funcionando. El sexo debería ser un arte, no una ciencia. Compruébalo. Así que ahora están listos para que yo empiece a hablar de cómo el "artista del sexo" resuelve el problema del sexo.

¿Cuál es el primer problema? No se puede dar por hecho, les digo. En pocas palabras, *no hay una solución al problema del sexo*.

Y con esto, la relajación sale volando por la ventana del salón otra vez. Si no hay solución para el problema del sexo, entonces ¿por qué demonios están aquí? Ellos quieren *soluciones*. Se les prometió una *técnica*. Quieren saber cómo una mujer puede ser orgásmica en quince minutos, ¿acaso yo no leo mis propios materiales publicitarios? Las mandíbulas se empiezan a tensar; creo ver al muchacho de la esquina poniéndose azul. Se necesitan medidas de salvación, de inmediato.

"¡Los problemas son para los científicos!", dejo escapar. "El sexo es un arte, ¿lo recuerdan? Por lo tanto…" Miro a mi alrededor, expectante, esperando que alguien haga la conexión.

Comienzo a oír grillos, pues nadie habla.

"*Por lo tanto,*" subrayo, "el sexo no es un problema".

Hemos estado viviendo mucho tiempo con el paradigma de lo "equivocado", con la mentalidad de que lo que no está fluyendo entre comillas "con suavidad", lo que no se desenvuelve como "debería", está mal, es un problema. Pero si se me permite decirlo así, ¡el paradigma de lo equivocado está en sí equivocado! Todo lo que necesitas hacer para ver que las cosas no siempre salen como esperas es mirar el mundo que te rodea. La vida es un paquete todo incluido. Podrías pensar que pagaste sólo por la alegría, el éxito, la perfección, pero te guste o no, la tristeza, el fracaso, la inconsecuencia vienen con el precio de adquisición. Lo "equivocado" es a veces simplemente una parte del trato. Hasta que aceptemos este hecho —que se yergue en la recámara y en todos los aspectos de la vida, por cierto—, andaremos corriendo como gallinas sin cabeza, persiguiendo las buenas experiencias y tratando de evitar las malas (un esfuerzo inútil). La ironía es que cuanto más intentamos aferrarnos a nuestras mejores experiencias sexuales como si en ello nos fuera la vida, tanto más sobresalen las no tan buenas. Y cuanto más nos resistimos a nuestros problemas sexuales, más irritantes, frustrantes, dolorosos se vuelven. Empiezan a emplear una gran cantidad de energía, energía que de otro modo podríamos estar poniendo en otras cosas.

Como, por decir algo, un sexo más orgásmico, más conectado, más placentero, ¿cierto?

No es de extrañar que empecemos a pensar que existen cosas tales como los "problemas sexuales".

De modo que la pregunta no es cómo podemos resolver los *problemas* que vienen junto con el sexo, sino, en su lugar, ¿cómo podemos ampliar y aumentar las experiencias placenteras que amamos, mientras llegamos también a un acuerdo con todos los otros asuntos? ¿Cómo podemos, al menos, hacer una tregua con cosas como la decepción, el fracaso y una sensación de desconexión, para así poder emplear nuestro tiempo disfrutando de la felicidad orgásmica y la conexión profunda y todo lo demás que el sexo tiene para ofrecernos?

La respuesta es el *slow sex*, y la práctica de la meditación orgásmica. La MO ofrece una solución, y técnicamente *es* una técnica. Pero lo que no es, ciertamente, es una receta. No hace promesas para la solución de los llamados problemas sexuales, ya que en la MO no existen cosas tales como problemas, no hay cosas tales como esconder las dificultades o aferrarse a los buenos tiempos como a un salvavidas. Quitándonos todas las expectativas que tenemos sobre lo que el sexo debe o no debe ser, enseñándonos cómo prestar atención a nuestra propia sensación, y alentando la comunicación honesta y frecuente con nuestra pareja, la meditación orgásmica nos enseña cómo disfrutar de *todas* las facetas de nuestra sexualidad.

A diferencia de una ciencia, cuando te decides a practicar la meditación orgásmica no recibes ninguna garantía sobre el resultado. Lo único garantizado es que, si sigues las instrucciones y realmente te enfocas con una mente abierta, terminarás como un artista. Te reencontrarás con tu propia musa personal: tu verdadero orgasmo. Tus herramientas serán tu pareja, tu propio cuerpo y tu deseo. Tu único trabajo es poner atención. Allí, en ese momento de escuchar, de utilizar tu deseo como una brújula, pasarás de experimentar el sexo como una ciencia al sexo como un arte. Ése es el interruptor que enciende la luz. Es lo que tu vida sexual está pidiendo.

La recompensa que recibirás por este acto radical de relajación es la libertad. La libertad de toda la presión que normalmente acompaña al sexo. Los hombres, sobre todo, se liberan de la presión constante de que el sexo, y en particular el orgasmo de sus parejas, tiene que "descifrarse". La simplicidad pura de la práctica de la MO, y el hecho de que no se espera un resultado en particular, relega la fijación de sus mentes a un segundo plano. Las mujeres, por nuestra parte, nos liberamos de la estrecha definición de "orgásmica" a la que hemos estado confinadas desde que nos enteramos de qué se trataba el sexo. En lugar de seguir en la búsqueda de un clímax como éste se define tradicionalmente, cada una de nuestras experiencias, cada una de nuestras sensaciones, se convierten en parte de nuestro orgasmo. Este último punto no puede exagerarse. Volver a concebir una definición de "orgasmo", modelándola en el matiz del orgasmo femenino en lugar de orientarla al orgasmo masculino, nos permite a todos nosotros, hombres y mujeres por igual, alcanzar una nutrición más completa de nuestro sexo.

~

Después de comenzar a practicar la MO, no podrás sino adquirir una definición completamente diferente del orgasmo. Si bien alguna vez pensamos en el orgasmo como un "momento intensamente placentero en el tiempo, que, si se hace bien, proporciona satisfacción y liberación", de repente, también puede ser un "periodo intensamente placentero en el tiempo, que, independientemente del resultado, ofrece una oportunidad para la conexión revolucionaria y el deleite transformador". (Sugerente, ¿no?) La primera definición es el modelo masculino más directo del orgasmo, que todavía nos gusta. Pero cuando practicamos la meditación orgásmica, también llegamos a conocer el modelo más femenino. Puede no parecer tan glamoroso al principio, pero nos da mucho de algo más, algo que hemos estado buscando.

Una nota para mis amigos del mismo sexo

Mis talleres de *slow sex* están llenos de estudiantes de todos los ámbitos de la vida, incluidas, y quizá de forma especial, todas las orientaciones sexuales. Independientemente de si te acuestas con hombres, mujeres o una combinación de ambos, los principios del *slow sex* son los mismos. Sin embargo, por razones que discutiré más adelante, el comienzo de la práctica de la meditación orgásmica se centra principalmente en un hombre acariciando a una mujer. Por esta razón, el lenguaje de este libro tendrá un enfoque principalmente hetero. Dicho esto, para mis lectores masculinos homosexuales, hay una práctica de caricia masculina que empezarán a conocer en el capítulo 3. Para mis amigas lesbianas, la práctica de la MO tradicional es perfectamente aplicable, aunque, al contrario de mi instrucción para parejas hetero, ustedes pueden considerar la negociación de los papeles. De esa manera ambas reciben los beneficios de ser acariciada, que, como mujeres, es la clave para descubrir nuestro propio orgasmo único.

La transición de las relaciones sexuales tradicionales hacia el *slow sex* es similar a otras transformaciones que están sucediendo a nuestro alrededor. Hacer ejercicio, por ejemplo. Se podría decir que la meditación orgásmica es al "sexo convencional" lo que el yoga es al ejercicio más convencional, como el aeróbico. Con el ejercicio aeróbico, como correr, o con la mayoría de otras formas de ejercicio, hay a menudo (pero no siempre) una especie de meta cuantitativa implicada. Puedes hacer ejercicio para desarrollar fuerza y resistencia, perder peso o simplemente despejar la mente. El objetivo establecido del yoga, sin embargo, es simplemente seguir el ritmo de tu respiración. La práctica en sí se trata de dejar de lado cualquier expectativa sobre el resultado. Armar la postura es una parte tan importante de la experiencia como concentrarse en el equilibrio del brazo por primera vez. Eso es lo que hace al yoga una forma de arte. Es diferente cada vez que lo intentas. Y cada vez que aprendes algo nuevo, obtienes una nueva apreciación de quién eres y de lo que eres capaz.

Esto no quiere decir que no puedas seguir disfrutando de un buen entrenamiento por su propio mérito. Ejercitarse por el beneficio del ejercicio siempre será bueno. Pero a través del yoga, ha entrado en juego una posibilidad diferente, la posibilidad de fortalecer el cuerpo y la mente al tiempo que se entra en contacto con algo más profundo dentro de nosotros mismos.

De la misma forma, la meditación orgásmica no pretende sustituir al sexo. Por el contrario, la mayoría de la gente practica el *slow sex* por lo mucho que mejora su vida sexual "normal". Pero como el yoga, la MO nos muestra que un mundo completamente diferente está a nuestra disposición. Un mundo donde no existen cosas tales como "problemas sexuales". Donde lo que importa no es el resultado, sino el placer que recibes a lo largo del camino. ¿Y cuál es la mejor noticia? Las habilidades que desarrollamos a través del *slow sex* actúan como un combustible para cohetes cuando las aplicamos a las relaciones sexuales tradicionales.

No obstante, los beneficios de la MO sólo se dan a conocer cuando nos acercamos a la práctica como un arte en lugar de una ciencia. Cualquier persona que haya desenrollado su tapete de yoga con la idea de que se va a concentrar en una postura en particular, sabe que acercarse a su práctica de yoga con un objetivo en mente tan sólo implica que más tarde o más temprano tendrá que tragarse el orgullo y retractarse. Se demanda que te concentres en tu plancha lateral y te observes armando la posición antes de siquiera estar ahí. De hecho, en el yoga se dice que el éxito es llegar al tapete en primer lugar. La MO es igual. Decidir que quieres practicar *es* la práctica misma. Sentir la primera caricia es la práctica. Todo lo demás es como la cereza del pastel. Al igual que en cualquier forma de arte, el camino será diferente cada vez. A veces es aburrido, frustrante, irritante. Otras veces es alucinante, excitante, es abrir el corazón. Lo primero es una victoria tanto como lo último. Lo que aprenderás es abrirte a los dos casos.

Esto no quiere decir que no puedas investigar sobre el sexo como una ciencia. Oye, si eso es lo que quieres hacer, ve y hazlo. Hay un montón de manuales de sexo por ahí que te enseñarán sobre posiciones, técnicas, etiqueta y cómo tener y dar un clímax convencional. Pero estos libros son como las recetas que aprendí en la clase de economía doméstica en la escuela preparatoria. Explican el sexo de afuera hacia adentro, en lugar de enseñarte cómo experimentarlo desde adentro hacia afuera. Este libro y la práctica de la MO te enseñarán sobre el arte. Obtendrás una técnica básica, pero en este mundo la técnica sólo te llevará hasta cierto punto. Te voy a contar un montón de secretos sexuales que he aprendido con los años, pero después la pelota estará en tu lado de la cancha. Lo que cuenta es lo que *tú* pongas en el asunto.

La buena noticia es que el *slow sex* simplifica las cosas. Elimina toda expectativa sobre lo que el orgasmo de ella debe ser y cómo va él a proporcionárselo. Quita la presión tanto a los hombres como a las mujeres. Brinda espacio para todas y cada una de las posibilidades. Si alguna vez has tenido un clímax tradicional o no, el orgasmo te espera.

Una confesión más, que quizá ya hayas conjeturado. Este libro es sobre sexo, claro, pero en un nivel diferente, este libro es en realidad acerca de *tu vida*. Se trata de aprender una nueva forma de funcionar en el mundo, que a su vez permite nuevas formas de relacionarse con otras personas y con su vida como un todo. Se trata de echar raíces. Aprender cómo sentir tu propio cuerpo. Aprender cómo conectarte con otras personas. Y se trata de dejar de lado las expectativas y en su lugar dar cabida a todas las posibilidades. En pocas palabras, este libro es sobre convertir tu vida en una obra de arte. Lo que pasa es que el medio que vamos a utilizar, la poción mágica que te llevará hasta allí, es el sexo. Porque si hay una cosa que he descubierto en mi propio viaje, es que el sexo es como Nueva York: si triunfas ahí, puedes triunfar en *cualquier parte*.

"Con la práctica de la meditación orgásmica soy capaz de sentir realmente lo que hay dentro de mí. Me encanta lo que hay dentro de mí, y quiero sentir más y más y más, mi orgasmo realmente sale durante la MO. Entonces, cuando estoy teniendo sexo, siento más todo el tiempo. Lo cual es un alivio, porque mi mayor temor era no volver a ser capaz de sentir el sexo de nuevo."   —Annika, 37 años

Ahora, no me malinterpretes. Si lo que estás buscando directamente es un mejor sexo, el *slow sex* también te lo ofrece. Es uno de los efectos secundarios de regresar a tu cuerpo y a tu relación con el mundo. Cuando desnudes al sexo, presta atención a la sensación y pide lo que deseas, puedes esperar orgasmos más satisfactorios y más ricos; una conexión más nutritiva y profunda con tu pareja, y mejores relaciones con cada persona de tu vida. En tan sólo unos minutos al día, puedes aprender cómo vivir: ¡cómo sacar el máximo provecho de tu vida preciosa y única! Cómo entrar ahí, ser parte de ello, sentirse en intimidad con el mundo de una manera completamente nueva. Es una promesa que he visto hacerse realidad en la vida de muchos estudiantes. Sé que lo mismo está disponible para ti, no importa quién seas ni por qué estés aquí.

Dos

Los tres ingredientes para el *slow sex*

Ahora, ¿qué hay de esa técnica…?

¡Basta de filosofía! Si eres como la mayoría de mis alumnos, ya estás listo para escuchar los detalles de la práctica, que, después de todo, es muy natural. Cuando escuchamos el término "práctica sexual", automáticamente asumimos que estamos hablando de una posición inusual o técnica extravagante. No por nada vivimos en la cultura del "más es mejor". Cuando las cosas necesitan de una ayudadita en la recámara, se nos ha enseñado que la respuesta es añadir algo a la experiencia: hablar sexy, juguetes, lencería, posturas tántricas, aceites para masaje, lo que se te ocurra. Cuando saco a colación nuestra pequeña técnica de MO como algo realmente nuevo y diferente, nuestra imaginación supone fuegos artificiales y balas de cañón. ¿De qué diablos se puede tratar la MO? ¿Qué tan loca, extraña, excitante y *divertida* será esta práctica, que ella la está vendiendo como *mejor* que los juguetes sexuales?

Por desgracia, el primer "ingrediente" en la práctica de la MO —desnudando todas nuestras expectativas— entra en juego desde el principio, antes de que la mayoría de los estudiantes hayan incluso comenzado la práctica. Debido a la comparación de lo que *pensamos* que vamos a estar recibiendo con una "práctica sexual", la instrucción paso a paso para la MO puede parecer decepcionante. No habrá fuegos artificiales aquí, sólo una caricia muy ligera, muy sutil. Y hay mucho menos contacto físico, y significativamente menos desnudez, de lo que los estudiantes esperan. De hecho, puedo resumir toda la práctica en un solo párrafo:

> La meditación orgásmica se practica más a menudo entre un hombre y una mujer. La mujer se quita la ropa de la cintura para abajo. Se acuesta en una cama o en el suelo y abre las piernas como en mariposa. Su compañero coloca una almohada debajo de cada una de las rodillas de ella como apoyo. Él se sienta a su derecha, con la pierna izquierda sobre el vientre de ella y su pierna derecha debajo de las rodillas, donde puede tanto ver, como tener acceso a sus genitales. Una vez en posición, él mira sus genitales y describe en pocas palabras lo que ve. A continuación, se aplica lubricante en el dedo índice izquierdo y comienza a acariciar el lado izquierdo sensible de su clítoris, con un toque muy ligero. Sigue acariciando por quince minutos, tiempo durante el cual, ambos fijan su atención en el punto de conexión entre ellos. El que acaricia puede hacer preguntas de sí o no a quien recibe, y ajustar la presión y dirección de su caricia con base en la retroalimentación de ella y en las sensaciones que él mismo esté percibiendo en su cuerpo. Cuando terminan los quince minutos, él afianza la energía sexual que se ha acumulado en el cuerpo de ella presionando firmemente la palma de una mano contra su clítoris durante unos segundos. Luego, cada pareja comparte un "cuadro", o la descripción de un momento particularmente memorable de la sensación que experimentaron mientras practicaban la MO. La práctica se puede hacer tan a menudo como quieras, pero yo sugiero una práctica regular de tres a cinco veces por semana.

"Suena como si la práctica de la MO fuera más como la meditación que como el sexo", escucho a menudo después de revelar los detalles. Para disgusto de mis alumnos, asiento con entusiasmo. Sí. Así es exactamente.

Cierta decepción es natural. Hemos llegado a un condicionamiento excesivo en la búsqueda de *más* en vez de menos. Nunca pensaríamos que la simplificación es la clave, que encontraremos más satisfacción si *restamos* en vez de sumar. Es demasiado para la sensualidad del *slow sex*; la resta nunca le dio a nadie una primera cita. Somos una cultura de adquisición, siempre con ganas de más y mejor, de lo nuevo y diferente. Autos, casas, esposas... lo que sea, lo sumamos. La resta sólo está invitada cuando hace espacio para que podamos añadir algo más.

Pero como he mencionado antes, el *slow sex* es como la comida lenta. El primer paso del *slow sex* es despojar hasta llegar a lo esencial. En la comida lenta, esto significa comenzar con productos orgánicos locales frescos y carnes producidas de manera sostenible. El sabor verdadero se convierte en el acontecimiento principal. En el *slow sex*, el acontecimiento principal es la sensación. No hay interpretación ni accesorios involucrados, sólo la sensación al desnudo. Nos despojamos de todo hasta que sólo quedan dos personas, sus terminaciones nerviosas y una ligera pero precisa caricia. Ahí es donde empieza todo.

La parte más radical de iniciar la MO con las sensaciones es que tenemos que dejar de lado todo el equipaje que hemos estado llevando a cuestas. Dado que no se parece en nada a nuestra idea normal del sexo —no es coito, no es sexo oral y el hombre ni siquiera se quita la ropa—, ya no estamos confinados a nuestras expectativas de lo que el sexo y el orgasmo deben ser. Y puesto que la caricia se lleva a cabo casi exclusivamente en la mujer, llegamos a ver una versión totalmente diferente del orgasmo de la que estamos acostumbrados.

Una versión donde lo importante es el viaje y no el destino; una versión más suave y más matizada, más pausada y relajante; una versión que puede o no incluir un clímax convencional; una versión que puede durar una hora..., o cuatro horas..., o cuatro *meses*.

El *slow sex* ya no parece tan aburrido, ¿o sí?

Es verdad: para cuando termines este libro, sabrás todo lo que se necesita para tener un orgasmo de cuatro meses. No se necesitan herramientas, sólo tres sencillos ingredientes. En primer lugar, tienes que deshacerte de todo: estar dispuesto a desnudar al sexo hasta los elementos más esenciales, sin añadir nada extra. En segundo lugar, tendrás que aprender a fijar tu atención en las sensaciones de tu cuerpo, sintiéndolas, nombrándolas y volviendo a ellas una y otra vez. Por último, tienes que estar dispuesto a comunicarte de manera libre con tu pareja, incluyendo y, especialmente, pidiendo lo que en realidad quieres en cada paso del camino (lo cual requiere que *sepas* lo que deseas, y eso —no temas— es un subproducto de los ingredientes uno y dos.)

Tres ingredientes básicos. Suena bastante simple en teoría, lo sé, pero en la práctica no siempre es así. Pero está bien, para eso estoy yo aquí. Para encaminarte en cada paso del camino. En la meditación orgásmica lo llamamos "dar seguridad". Dar seguridad es la práctica de decirle a tu pareja todo lo que vas a hacer antes de hacerlo. Dar seguridad significa que cada quien puede relajarse y sentir las caricias sin temor a lo que vendrá después. Esto es muy importante para las mujeres. Los estudios han demostrado que durante el orgasmo, el cerebro de un hombre se ilumina sobre todo en los centros de placer. Pero cuando una mujer entra en un estado orgásmico, diversas áreas principales de su cerebro se silencian, en particular aquellas relacionadas con la inhibición, la pertinencia y la evaluación de su entorno en cuanto a posibles amenazas. Debido a este fenómeno, la sensación de seguridad es un prerrequisito indispensable para que una mujer baje la guardia lo suficiente para llegar al orgasmo de verdad. Así que dale seguridad. Después de todo, las únicas sorpresas que queremos durante la MO son de tipo orgásmico, y créeme, si algo sé sobre el orgasmo es que hay un montón de sorpresas almacenadas. (Para las instrucciones de cómo darle seguridad a alguien durante la MO, ve el capítulo 3.)

La desnudez

Hace un par de años tuvimos que rediseñar el interior de nuestro centro de retiro OneTaste en San Francisco. En el transcurso del tiempo habíamos acumulado tantos muebles, de muchos estilos y colores diferentes, que el lugar estaba empezando a parecerse a una venta de garaje. Nuestras clases estaban creciendo tanto, que llegamos a un punto crítico: el desorden tenía que desaparecer o íbamos a tener que empezar a sentar a la gente en las estanterías.

Le llamé a mi amiga Marta. Yo sabía, por haber pasado tiempo en la casa y la oficina de Marta, que ella entendía de diseño. De hecho, ella es una increíblemente buena diseñadora de interiores. Pero cuando empezó a decirle a la gente que llevara todos los muebles desde el interior hasta la banqueta, entré en pánico. En primer lugar, estamos en el corazón de San Francisco, y en una gran ciudad como ésta, poner los muebles en la calle significa que están a disposición de quien los quiera. En segundo lugar, ¿no debe un diseñador tener visión? ¿No debería ser capaz de reorganizar las cosas en un espacio sin tener que vaciarlo por completo?

Así que me planté en uno de los sofás, afuera, lista para darle un manazo a quien mirara siquiera de reojo mis muebles, y vi cómo Marta instruía al personal de OneTaste para que regresara los muebles al interior, pieza por pieza.

Casi una hora más tarde, después de que se habían llevado dos tercios del mobiliario adentro, Marta salió y anunció que había terminado. ¿Terminado? ¿Y el sofá en el que estoy sentada? ¿Adónde se supone que irá?

Marta me guió suavemente lejos del sofá y me hizo pasar a las instalaciones, que, en el lapso de una hora, se habían convertido en un espacio completamente diferente. Era como si alguien hubiera entrado y le hubiera dado un baño de brillante luz de sol a todo el centro. Todo era igual, pero la relación entre los muebles y el salón, y la forma en que el lugar *se sentía* eran completamente diferentes. Era como si cada silla, cada mesa, cada sofá hubiera crecido orgánicamente, por encima del suelo y se presentara en su lugar perfecto. El espacio negativo de en medio (¡y había tal amplitud, tanto espacio cálido e íntimo!) era tan confortable como el rincón más acogedor y las relaciones íntimas que ella había creado entre los muebles. Era como si ese mundo completamente diferente hubiera estado allí todo el tiempo, esperando que lo descubriéramos.

La meditación orgásmica es al sexo lo que Marta fue para el centro: saca todos los muebles sexuales que hemos acumulado y luego regresa únicamente las piezas más sensacionales. Cuando practicamos la MO, desnudamos tanto al sexo que ya ni siquiera parece "sexo", y luego sentimos nuestro camino de vuelta. Nos desprendemos de todo lo que nos han enseñado sobre el orgasmo, los roles masculinos y femeninos, y cómo se "supone" que el sexo debe ser, y lo sustituimos con lo que *se siente* bien, idóneo y placentero.

La MO es nuestro pase gratuito para salir de la cárcel, limpiar el pizarrón y permitirnos comenzar de nuevo desde cero. ¿Cómo veríamos el sexo si nunca nos hubieran enseñado a verlo? ¿Cómo se vería el orgasmo si nos desprendiéramos de nuestras definiciones anteriores? Si no *tiene* que ser esa experiencia alucinante de "tocar el cielo", entonces ¿qué *podría* ser? ¿Qué placer más profundo podríamos ser capaces de encontrar dentro de él? Con tanta libertad, ¿qué posibilidades infinitas existen más allá de nuestra imaginación más salvaje?

Desprenderse de todo

El *slow sex* se trata de la simplicidad. Se trata de descubrir hasta qué punto podemos acceder a la sensación orgásmica durante las relaciones sexuales, la sensación que normalmente nos perdemos porque estamos gastando mucha energía para añadir a la experiencia. Si hay algo que te vayas a llevar de este libro, espero que sea el conocimiento de que el orgasmo ¡no necesita de tu ayuda! No tienes que confiar en mí en este punto, todo lo que tienes que hacer es practicar la MO. Cuando quites todo lo extra, el poder de tu propio y auténtico orgasmo lo dirá todo. Con ese fin, aquí hay algunas cosas que recomiendo dejar atrás mientras comiences a practicar el *slow sex*:

Expectativas. En el *slow sex* tomamos la decisión consciente de experimentar nuestro sexo tal y como es, cada vez, sin nada añadido, ni siquiera nuestras expectativas. Sin expectativas de clímax, de fuegos artificiales, ni siquiera de una "buena" experiencia en vez de una "mala". Nada más que un sentido natural de curiosidad.

La mentalidad de más duro y más rápido. Una embestida con estilo porno es al sexo lo que la mímica de tocar una guitarra es al rock: muchísimo espectáculo y no mucha sustancia. El mejor sexo es aquel en el que no te quieres mover ni un centímetro. En el *slow sex* rechazamos el hábito de tratar de aumentar la sensación incrementando la velocidad y la presión. En cambio, cuando percibimos que la sensación disminuye, ponemos mayor atención. En lugar de tratar de añadir algo, miramos más y con más atención lo que ya está ahí.

Vibradores. Siempre me siento mal al mencionar esto, porque sé cuán divertidos y eficaces pueden ser los vibradores. Pero la triste verdad es que también son rígidos en las partes tiernas de la mujer. Ofrecen mucha presión en un área muy amplia, y el resultado es que tienden a adormecer la sensibilidad en el clítoris. Si estás dispuesta a dejarlos a un lado, al menos por un tiempo, descubrirás que la caricia sutil y constante de la MO puede devolver el clítoris de nuevo a la vida. A medida que sus ocho mil terminaciones nerviosas comienzan a encenderse de nuevo, no vas a creer la cantidad de sensaciones a las que tendrás acceso. Puede ser que nunca tengas que recurrir a tu vibrador de nuevo.

Fantasía. Muchas mujeres que conozco crean elaborados mundos de fantasía a los que se retiran durante el sexo. Muchos hombres, por su parte, pasan horas viendo porno. Juegos de rol, lencería sexy... hay cientos de formas de traer la fantasía a nuestro sexo. Nos hemos acostumbrado tanto a ello, que varios de nosotros no creemos que podamos venirnos sin estos accesorios. El problema es que la fantasía es una manera de *salirnos* de nuestra experiencia del sexo, en lugar de *adentrarnos* en ella. Cuando digo que el slow sex trata sobre dejar de lado todo lo extra, estoy incluyendo el manto de seguridad de la fantasía. En lugar de ello, poner toda nuestra atención en la sensación nos permite ir tan profundamente como sea posible en el sexo que estamos teniendo, en estos momentos.

Romance. Odio salir con esto porque me siento como el Grinch que se robó la navidad. Así que permítanme adelantarme diciendo que no hay nada malo con el romance. Me encanta el romance. Sin embargo, el problema es que nos hemos comprado la idea de que se requiere del romance para poder acceder a los niveles más profundos de la alimentación sexual. El sexo debe ser con alguien que amemos, la relación tiene que "ir hacia algún lugar", nuestra pareja tiene que demostrar su amor por nosotros mirándonos a los ojos, al estilo de Hollywood. Desafortunadamente, cuando estableces estos requisitos argumentales para el sexo, terminas regresando al principio de esta lista: con un montón de expectativas. El slow sex nos llama a conectarnos con otra persona a un nivel aún más esencial que un argumento romántico, al nivel de lo que es, ahora mismo. Puede ser romántico o puede no serlo. Pero al menos es real.

Su atención, por favor

Si el despojarse es el primer ingrediente del *slow sex*, el segundo es poner atención. Poner atención es esencial para el gran arte, el sexo fabuloso y una estupenda meditación orgásmica. Lamentablemente, la atención tiende a ser escasa cuando se trata de sexo. Cuando se trata de la vida, para el caso. La razón es doble: en primer lugar, nuestro agitado mundo no da mucho valor a percibir, escuchar y sentir. Prestar atención no va a llevarnos a ninguna parte, e ir a alguna parte es lo que nos han dicho que se supone que debemos hacer. Todo el tiempo. ¿Aburrido? ¡Ve y *haz* algo! ¿Te sientes atrapado, deprimido o generalmente estás de mal humor? Ponte a hacer ejercicio, ten sexo, sal a comer algo, vete de compras. Estos mensajes han entrado tan profundamente en nuestra psique, que muchos de nosotros nos sentimos realmente culpables cuando *no* estamos haciendo algo. Somos una sociedad que no deja crecer la hierba bajo nuestros pies, incluso si ver crecer la hierba fuera exactamente lo que quisiéramos hacer en una tarde cualquiera. Hay muy poca aprobación en nuestro mundo si nos tomamos el tiempo simplemente para *ser*. Nos han condicionado en contra de ser el tipo de persona que simplemente *es*.

La segunda razón por la que no prestamos atención a nuestro sexo es que no somos tan buenos para ello. La vida en nuestro tiempo es un ruidoso lugar para ser. Tenemos la publicidad gritándonos todo el tiempo, tenemos la televisión y el *hard rock* y el rugido del tráfico. Con todo este alboroto, ¿cómo se supone que escuchemos las señales sutiles, los afinados mensajes que quieren salir a la luz, especialmente durante las relaciones sexuales? Muchos de mis alumnos ni siquiera creen que *haya* tal cosa. Hablo de escuchar el espacio, escuchar nuestro sexo, y mis estudiantes están listos para empacar sus cosas e irse. No se inscribieron a un curso de charlatanería *new age*, y aquí estoy yo, pidiéndoles que escuchen las cosas que —déjame ver cómo puedo decirlo con delicadeza— *no hablan*.

Yo no me ofendo. En nuestro ruidoso y frenético mundo, tal atención es limitada. Y sin embargo, se requiere atención si vas a convertirte en un artista, del sexo o de cualquier otra cosa. Es el polvo de hadas el que convierte la paja en oro, la manera en que le subes al volumen para poder escuchar a tu mundo cuando te habla. Pero a menos que hayas sido criado por los monjes budistas y te hayan dejado en una cueva contemplando la punta de tu nariz durante las primeras dos décadas de tu vida, probablemente no tengas mucha práctica cultivando la atención. Yo demuestro este hecho en clase, mediante la realización de un sencillo ejercicio. A cada estudiante le doy una flor hermosa y le digo que le ponga atención por noventa segundos. No hay necesidad de pensar en nada concreto al respecto, no se les va a pedir que la describan más adelante, no habrá examen. Sólo van a observar la flor.

Cuando el ejercicio acaba, les pregunto a los estudiantes si la flor era más vibrante al comienzo del ejercicio o al final. Cada mano levantada opta por decir "al principio". No creo haber tenido una respuesta diferente de ningún estudiante. Con el tiempo, aunque sólo sea en el transcurso de un minuto y medio, nuestra atención se desvanece. Esto parece normal, ¿no? Sucede todo el tiempo. El día que cuelgas un nuevo cuadro en la pared, es todo lo que ves cuando entras en la habitación. Al tercer día, apenas lo notas. Lo mismo sucede en una relación: al comienzo de una relación estás eufórico, y tu nuevo amor es, literalmente, en todo lo que puedes pensar. Si revisas tres años después, es muy probable que la situación se haya asentado. Estás acostumbrado a tenerla a tu alrededor, y sin importar cuánto la sigas amando, tu atención se ha desplazado a otras cosas. Es inevitable.

¿O no? Voy a hacer una importante declaración al decir que *no* es inevitable. La atención es una habilidad que podemos desarrollar tanto o tan poco como queramos. En caso de optar por desarrollar la tuya, por ejemplo, a través de la práctica de la meditación orgásmica, sólo como ejemplo, verás que no hay límites para sus posibilidades. La atención hace que todo lo que nos rodea sea mejor. Las relaciones se pueden volver más y más agradables cada vez. El interés sexual puede crecer en vez de menguar con el tiempo. Y la MO es la mejor manera que conozco para desarrollar una atención sostenible. Voy a tomar una posición firme aquí: no puedes tener buen sexo sin una atención sostenible. No sólo porque no vas a estar allí para saber si estás teniendo buen sexo o no, y lo más seguro es que no. Sino porque, en realidad, la atención es el aderezo especial. La atención hace al sexo exponencialmente mejor. Es como ponerle sal a tu comida. ¿Alguna vez te preguntaste por qué una comida insulsa revive por arte de magia con una pizca de sal? Yo también. ¿De qué manera *logra* eso la sal? La atención hace lo mismo. Piensa en ella como la sal del sexo. Por razones que no quedan claras a simple vista, una pizca de atención puede convertir al sexo sin sabor en una comida gourmet. Te puede hacer entrar en la relación con tu pareja y contigo mismo y con lo que estás haciendo en este momento.

"Cuando dijiste que yo tenía que estar atento para escuchar a mi sexo, pensé que estaba en un gran problema", me ha explicado más de un estudiante. "Me han dicho que ni siquiera puedo escuchar a mi esposa."

No hay de qué preocuparse. La MO es una excelente manera de aprender el arte de escuchar. La ventaja es que vas a ser capaz de descubrir los secretos del universo. La desventaja es que una vez que desarrolles tu atención, no habrá más excusas para no sacar la basura.

El poder de la sensación

Así que tienes el desafío de darle a ese viejo asunto del cultivo de la atención una oportunidad. Pero ¿qué es, exactamente, a lo que vas a ponerle atención? Quieres aprender a escuchar, pero ¿qué se supone que debes estar escuchando? La respuesta es la *sensación*. La sensación es la estrella del espectáculo, tanto en el sexo como en la vida. De hecho, yo diría que es nuestra principal motivación para casi todo. Queremos dinero para poder comprar las sensaciones de lujo, seguridad, estatus e incluso la posibilidad de ayudar a otros. Queremos una relación porque deseamos las sensaciones del sexo y la compañía, además de recibir interés y comprensión. Solemos pensar estos deseos como circunstancias externas o emociones internas, pero, en realidad, todos ellos corresponden a los sentimientos del cuerpo, las sensaciones.

> "¿Por qué practico la meditación orgásmica? La única palabra que se me ocurre es *deseo*. Siempre he tenido el deseo de sacar más provecho del sexo. Y eso es lo que obtuve cuando comencé a practicar la MO, cuando aprendí cómo conectarme con mi sensación en el nivel más básico. Simplemente siento *más* cuando hago MO."
>
> —Tom, 56 años

Las sensaciones se perciben mediante uno o más de nuestros cinco sentidos. El olor de una flor hermosa es una sensación, como lo es el sabor de una exquisita rebanada de pastel de chocolate. Con unas pocas excepciones, cuando hablamos de la sensación en el contexto del sexo, estamos hablando de nuestro sentido del tacto. El tacto va más allá de sentir algo con los dedos, todo lo que sientes en tu cuerpo viene de tu sentido del tacto. Sabes que tienes hambre porque aparece la sensación en el estómago, sabes que acabas de pisar una espina porque tienes la sensación de dolor en el pie. Y, por supuesto, sabes que te sientes atraído por alguien cuando experimentas sensaciones de excitación. Las sensaciones de excitación son diferentes para cada persona, pero pueden incluir una sensación de calor centrado en los genitales o una sensación de placer en expansión por todo el cuerpo, por mencionar algunas. Todo esto se experimenta a través del sentido del tacto.

Lo que quizá no entiendas todavía es lo engañoso que es este territorio. Sensación se dice fácil, pero te sorprenderá lo difícil que es para la mayoría de mis nuevos alumnos nombrar siquiera una que estén percibiendo en sus cuerpos en el momento mismo. Hay una tendencia al cruce de referencias de sensación con "sentimiento", a nombrar una emoción más que una sensación. Lo que estoy buscando es algo así como "Un pesado y aplanado sentimiento bajo mis muslos mientras estoy sentado en esta silla". En cambio, lo que oigo a menudo, es algo así como "felicidad" o "ansiedad" o "molestia". Lo primero es una sensación, algo que se percibe con el sentido del tacto. Lo último es emoción, una interpretación de lo que *significa* la sensación.

No es que la mayoría de nosotros tenga mucha experiencia nombrando nuestras sensaciones. Incluso si podemos identificar alguna —digamos, esa sensación densa, oscura, oscilante, como algo debajo del corazón, pero hacia la parte posterior, tal vez cerca del riñón izquierdo—, no necesariamente tenemos las palabras para expresarla. Después de todo, crecemos tratando de alejar gran parte de nuestras sensaciones, sobre todo aquellas clasificadas como "negativas". Desde el primer día de clases, cuando hablamos de la sensación de mariposas en el estómago y nos dijeron inmediatamente que "sólo estábamos nerviosos", se nos enseñó a replantear la sensación como una emoción. Si bien las dos están obviamente relacionadas —los nervios a menudo dan lugar a un sentimiento oscilante en el estómago—, el mensaje que estamos recibiendo es que cuando tenemos la sensación, el siguiente paso es la interpretación. La sensación en sí no es lo que realmente vale la pena discutir. En su lugar, cuando sentimos algo en el cuerpo, o bien lo ignoramos o apelamos a nuestra mente para que la razón nos devuelva a la comodidad.

Como cualquier otra habilidad, si no usamos nuestro sentido de la sensación, la perdemos. Lo que ignoramos tiende a desaparecer. Así que la mayoría de nosotros llega al mundo del *slow sex* y descubre que su sistema de detección sensorial está fuera de servicio. ¡Y nos preguntamos por qué no conseguimos la sensación que deseamos de nuestra vida sexual! Estamos tan fuera de práctica, que muchas veces ni quien acaricia ni quien recibe sienten gran cosa cuando él o ella están empezando a hacer MO por primera vez. La caricia está tan bien —como la más ligera de las plumas—, que parece que "no pasa nada". Tengo un montón de practicantes malhumorados que regresan después de intentar la MO por primera vez, y dicen que simplemente no pueden hacerlo. Esta práctica no va a funcionar para ellos, no están consiguiendo nada.

Mi respuesta es: ¡Fantástico! Acabas de hacer uno de los mayores descubrimientos de tu vida, uno que la mayoría de la gente nunca se tomará el tiempo de aprender. Estás reconociendo que tu sistema sensorial ha sido subutilizado, descuidado e incluso reprimido. El sistema mismo que está motivando tu vida está completamente averiado. Por eso los hombres tienen dificultades para encontrar y sentir su camino cuando le están dando placer a una mujer, porque no pueden acceder a su propio instinto que les indica cómo hacer que ella se sienta bien en cada ocasión. Y, por supuesto, a eso se debe que las mujeres tengan dificultades para sumergirse realmente en la experiencia del sexo; sin acceso a sus propias sensaciones, ¿cómo se supone que deban sentir el sexo y conocer su propio orgasmo? Por no hablar de extraer el goce y el nutrimento que ansían del sexo, que saben que está ahí pero no parece tener puerta de acceso.

Pero no te desanimes, pues ahora que sabes qué era lo que iba mal, ¡hay esperanza! Es como las personas que dicen que no pueden hacer yoga porque no son lo suficientemente flexibles, o las personas que dicen que no pueden meditar porque sus mentes no pueden dejar de divagar. El propósito del yoga es desarrollar flexibilidad. El propósito de la meditación es desarrollar tus habilidades de atención. Y el propósito de la meditación orgásmica, o uno de ellos, es cultivar la capacidad de sentir. Sentir tu sexualidad, tus sensaciones y tu mundo, a partir de lo que está sucediendo en tu cuerpo ahora mismo.

"Yo había llegado al punto en que pensaba que ya no era una persona sexual. No había sentido ningún tipo de deseo sexual durante años. Al principio no podía sentir su caricia en absoluto, cuando hacíamos la MO, pero en el transcurso de las primeras semanas comencé a sentir un poco más y luego un poco más. Y luego esa misma sensación comenzó a trasladarse al sexo normal. Encontré que tenía ganas de sexo por primera vez en más tiempo del que podía recordar." —Shari, 51 años

Es fácil ver por qué somos tan adictos a la suma. Lo que queremos en la vida es más y más sensación, ¿no es así? Pero ya que muy pocos de nosotros hemos trabajado en los sistemas de detección de sensaciones, la tendencia natural es querer agregar más y más hasta que *podamos* sentir algo. Es como alguien que está perdiendo su capacidad auditiva y empieza a subir el volumen del televisor. Muy pronto, tienes el aparato a tan alto volumen que los cristales de las ventanas vibran y el perro se esconde debajo de la cama. En lugar de aumentar la atención, la mayoría de nosotros opta por subir el volumen. No ponemos la suficiente atención para mantener la sensación vibrante (¿recuerdas el ejercicio de la flor?), así que seguimos añadiendo más y más y más sensaciones con la esperanza de volver a capturar la experiencia de ver la flor por primera vez. Hemos crecido acostumbrados a las rosas, así que criamos variedades cada vez más grandes, con brotes cada vez más enormes, en colores cada vez más fantásticos. Hemos crecido acostumbrados a nuestras parejas, así que agregamos nuevas posiciones sexuales, prácticas mirada con mirada, juguetes y porno para ayudarnos a estar en esa disposición de ánimo de nuevo. El problema es que esta estrategia nunca funciona. No importa lo extravagante que llegue a ser nuestro sexo; sin cultivar nuestra atención y nuestra capacidad de percibir la sensación, finalmente seremos insensibles incluso a las prácticas sexuales más radicales. En lugar de eso, tenemos que volver a lo básico. Hagamos que nuestra atención arda de manera más brillante y luego usémosla para experimentar las sensaciones puras disponibles en nuestro cuerpo todo el tiempo. Es la única manera de hacer que el sexo sea sostenible, además de ser mucho menos traumático para el perro.

Ejercicio. Escuchar tu cuerpo durante el sexo

El sexo es una de las actividades más divertidas, emocionantes y satisfactorias que hay en el planeta Tierra, así que ¿por qué no le hacemos una revisión completa mientras lo estamos haciendo? Estamos atrapados en nuestras cabezas, o pensando en lo que vamos a cocinar para la cena, o atrapados en una fantasía que tiene poco o nada que ver con lo que está pasando en nuestro cuerpo en el momento presente. Cualquiera que sea nuestro sello particular de andar en las nubes, para la mayoría de nosotros la experiencia es la misma. No observamos y, por lo tanto, no disfrutamos el espectáculo de fuegos artificiales de la sensación física pura que está sucediendo en nuestros cuerpos.

Así que aquí está tu tarea: la próxima vez que te halles en un encuentro sexual (ya sea con otra persona o volando por tu cuenta), establece la intención de simplemente *percibir la sensación en tus ge-*

nitales. Esto puede parecer un correctivo, ¿no es eso lo que hacemos cuando tenemos sexo?, ¿acaso no sentimos nuestros genitales? Pero si eres como la mayoría de nosotros, descubrirás la sorprendente verdad de que has pasado la mayor parte de tu vida sexual pensando en todo *menos* en el sentir de tus genitales. Has pensado en la experiencia de tu pareja, o en cuánto tiempo dura un orgasmo, o en la celebridad en quien siempre piensas cuando estás teniendo sexo. Esta vez, presta atención a tu sensación en los genitales.

Trata de nombrar al menos una sensación que puedas percibir. Si estás practicando en pareja, descríbele la sensación. Utiliza el color, la textura, el movimiento y la ubicación. En otro caso, simplemente nombra para ti mismo la sensación que tengas. Trata de mantenerte consciente de tus genitales durante el resto del encuentro.

La práctica de la meditación orgásmica puede no ser la *única* forma de reprogramarse para percibir las sensaciones, pero sí es la más divertida. Es también la más eficaz: en realidad no hay nada más intenso, más potente, o una mayor fuente eléctrica de sensaciones físicas con la que podamos acceder a nuestra propia sexualidad. Así que ¿por qué no empezar por ahí? La MO va directo al corazón del asunto, situando nuestras partes del cuerpo más sensibles en su mejor disposición. Hay un montón de prácticas de meditación, desde la meditación básica que se enfoca en la respiración hasta prácticas de visualización más corporeizadas, todas los cuales pueden funcionar muy bien para el cultivo de la atención. (Para algunas recomendaciones, consulta la sección de Recursos adicionales, en la parte final del libro.) He de saber algo, puesto que las he probado todas. Antes de encontrar la MO, estaba a punto de tirar la toalla con respecto al sexo y unirme a un monasterio zen. Pero hubo una vocecita que siguió insistiendo en el fondo de mi mente. Decía que si desatendía mi sexualidad nunca experimentaría las sensaciones que anhelaba. Las sensaciones de profunda satisfacción, el disfrute y la vitalidad. Sabía que aquella voz tenía razón: para mí, la habilidad de delinear el goce de cada experiencia, en cada momento de mi vida, podría aprenderse sólo a través del sexo. Tal vez para ti sea lo mismo.

Pide lo que deseas

En retrospectiva, resulta un poco sorprendente que haya escuchado esa voz, ya que en ese momento podía haber estado emocionada con cien cosas diferentes con las que disfrutaba más de lo que gozaba teniendo sexo. Comer galletas, por ejemplo. Ir al cine, otro ejemplo. Ver la pintura secándose...

Sin importar cuánto sexo tuviera —y, objetivamente, estaba teniendo bastante—, muy rara vez lograba sacar alegría de eso. Incluso, apenas estaba realmente *ahí presente* para eso. Pasé muchísimo tiempo fingiendo estar absorta en la conexión orgásmica, mientras que en realidad estaba distraída con todo tipo de cosas en mi cabeza. Haciendo listas de tareas pendientes. Pensando en lo que iba a cocinar para la cena. Preguntándome cuánto tiempo más iba a tardar él...

En otras palabras, el sexo —la más sensacional, emocionante, espectacular experiencia que podamos tener en el cuerpo humano— no era ni sensacional, ni emocionante ni lo suficientemente espectacular como para mantener mi atención.

Fue mi hallazgo de la meditación orgásmica lo que me llevó a comprender realmente lo que estaba pasando. Claro, tenía que ver con el hecho de que todavía no había aprendido a *cultivar* mi atención, y mucho menos a fijarla en la sensación de mi cuerpo y luego mantenerla allí. (He descubierto desde entonces que si puedes hacer eso, incluso ver la pintura secarse se vuelve una actividad completamente fascinante.) Pero también tenía que ver con algo que yo no estaba dispuesta a hacer. Algo que resulta ser el tercer ingrediente clave para el *slow sex*, pero que se lleva el premio del más difícil de *hacer* durante el sexo, especialmente para las mujeres:

Pedir lo que realmente deseamos.

No sé si se trata de una conspiración masiva o qué, pero de alguna manera, en el proceso de crecimiento, las mujeres recibimos poco refuerzo positivo para hablar de nuestros deseos. Se nos advierte en cada paso del camino que no expresemos nuestros deseos sexuales, por temor de parecer una "mala mujer" o demasiado urgida; por miedo a resbalar hacia una supuesta promiscuidad, o —ésta es una de las razones de más peso— para no dañar permanentemente la presunta fragilidad del ego masculino. Cualquiera que sea la razón, el resultado es que nosotras las mujeres caemos en el patrón de agradar a los demás, especialmente durante el sexo. Para cuando somos adultas y de verdad *queremos* la satisfacción sexual, lo suficiente como para buscarla, nos encontramos con que una especie de parálisis del deseo se ha fijado en nosotras. Hemos mantenido nuestros deseos tan bien escondidos, que ni siquiera nos acordamos dónde los pusimos. Yo veo esto cada vez que imparto un taller de *slow sex* y les pido a las mujeres que hablen de sus deseos.

"¿Qué deseos?", preguntó una mujer, y el resto asintió reforzando la pregunta. Muchas de las mujeres que conozco no creen siquiera *tener* ya más deseos. Es como si los hubieran enterrado para salvaguardarlos y ahora no recordaran dónde los pusieron. Los encerraron en el cajón de la "niña buena", el cajón de la maternidad, el cajón de un trauma sexual, el cajón de la menopausia, y ahora no pueden encontrar la llave.

En principio, ésa es la buena noticia. Como la mayoría de las mujeres descubren en el transcurso de sus primeras sesiones de meditación orgásmica, sus deseos están más cerca de lo que piensan. Todo ese tiempo que estuvieron seguras de que el deseo estaba muerto y enterrado, en realidad sólo estaba escondido bajo la superficie, esperando el permiso para dar algunos pasos tentativos hacia la luz, para pasear y sentir la hierba bajo sus pies. ¡No puedo esperar para darle al deseo ese permiso!

A menudo camino por el salón de mi taller y le pido a cada estudiante que diga algo que desee, sólo un pequeño deseo. La primera estudiante vacila, avergonzada, no está segura de si *realmente* tiene permitido revelar lo que *en verdad* desea. Pero tan pronto como se arma de valor para decirme algo, una cosa pequeña, los deseos comienzan a asomarse en las cabezas por todo el salón. La clase comienza a ser vertiginosa, como un montón de niños gritando sus deseos de tener más sexo, más conexión, más placer, o de un vainilla late, semidescafeinado, triple shot (después de todo, el taller suele ser en sábado por la mañana). La cosa más dulce que pueda ver es mi salón lleno de estudiantes de *slow sex*, en su mayoría gente informada, en su mayoría urbanitas, en su mayoría "juntos" de regreso a una versión más joven, más deseosa, más despreocupada de sí mismos. Es dulce, pero también conmovedor, ya que, en lo que se convierten durante este ejercicio es en los niños que eran cuando aprendieron a ocultar sus deseos en un cajón.

Yo recibí por primera vez ese mensaje cuando tenía cinco o seis años. Cada vez que veía a una mujer que llevaba una minifalda —y eran los años setenta, así que vi a muchas mujeres que usaban minifaldas—, sentía un deseo impulsivo de ir de puntitas detrás de ellas, inclinarme y hundir mis dientes en las corvas de sus rodillas. Huelga decir que esto no les caía muy bien a las damas. Mi tía Doris encontró cada vez más difícil de explicar a sus amigas de la iglesia mi pequeño y extraño fetiche, así que un día, cuando estaba a punto de dejar mi sello personal, me dio un manotazo a la distancia. "Nicole", dijo con seriedad. "No querrás hacer eso. Tú quieres ser una niña buena."

Yo estaba muy segura de que ella se equivocaba; yo prefería estar mordiendo a las mujeres detrás de las rodillas que ser una buena chica. Pero la vergüenza que sentí al ser reprendida me quemó las mejillas y se quedó conmigo durante días. Nunca quise volver a sentir *eso* de nuevo. Así que sin más preámbulos, cambié mi recurso de morder rodillas al de ser una buena chica.

Con el tiempo, estaba invirtiendo todos mis recursos en eso. Así estabas tú. Así estábamos todos. Esto es lo que sucede cuando estamos creciendo: se nos enseña cuáles deseos son apropiados y cuáles no, y llegamos a avergonzarnos de todo lo que esté en esta última categoría. Con el tiempo todas las experiencias vergonzosas se convierten en una grande y pesada colcha de retazos. De lo que no nos damos cuenta es de que la colcha sigue todavía aquí, con nosotros, después de todos esos años. Podemos pensar que nos deshicimos de ella hace mucho tiempo, pero en realidad todos esos recuerdos vergonzosos siguen ahí, ahuyentando nuestro deseo. Así que el siguiente ejercicio que les pongo a los estudiantes está diseñado para dejar que su deseo, el deseo sexual en particular, disfrute de un poco de aire fresco para un cambio.

Ejercicio. Tomar el dictado de tu sexo

En el mundo del *slow sex*, puede no haber ninguna lección tan alucinante como la de aprender a pedirle a nuestra pareja lo que queremos. Pero primero, tenemos que saber qué *es* lo que queremos. Aquí es donde entra este ejercicio. Como he dicho anteriormente, la mayoría de nosotros ha estado manteniendo su deseo, especialmente el sexual, bajo llave. Con este ejercicio vas a revertir esa tendencia. Le vas a entregar a tu deseo el micrófono… y luego te vas a sentar a tomar dictado.

Éste es un ejercicio de escritura, así que necesitarás un lugar tranquilo, un diario, un cronómetro y unos quince minutos.

Primero, siéntate y ponte cómodo. Siente tus pies en el piso y tu propio peso a medida que te sientas en silencio. Pon atención a las sensaciones que puedas percibir en tu cuerpo. Si notas cualquier dolor o tensión, tómalo en cuenta por unos instantes y luego sigue adelante. Ahora, identifica tres sensaciones distintas y dilas o murmúralas de forma audible. "Mis pies sienten el frío del suelo." "Puedo sentir una especie de sensación de luz brillante en la parte delantera de mi pecho." "Mi interior se siente oscuro y húmedo y como verde musgo." Hablar de tus sensaciones es una gran manera de volver a lo que está sucediendo ahora mismo. Una vez que hayas terminado y te sientas como si realmente hubieras aterrizado en tu cuerpo, estarás listo para comenzar.

Programa tu cronómetro para ocho minutos y prepárate para escribir. Vas a responder a la pregunta "¿Qué quiere mi sexo, justo en este momento?" Cuando el cronómetro inicie, pon tu pluma en la página y no la retires sino hasta que suene el cronómetro. Comienza con: "Lo que mi sexo quiere en este momento es..." Y deja a tu deseo hablar a partir de ahí.

Trata de no censurarte, si tu sexo quiere que lo cojan, si quiere ser obsceno, si quiere hacer cosas que tu mente consciente nunca hubiera pensado hacer, déjalo que hable. Tú no eres responsable de nada de lo que dice o hace, tu único trabajo es darle espacio para deambular, y tomar notas. Si tu deseo te lleva a un lugar que no sea cómodo para ti, que no te dé miedo. No te estás comprometiendo a *actuar* realmente sobre esta lista, a lo único que te estás comprometiendo es a escribir.

Si te estancas en algún punto, sólo vuelve a "Lo que mi sexo quiere en este momento es..." Sigue escribiendo, incluso si no sabes qué escribir. Sigue escribiendo, incluso si escribes: "Lo que mi sexo quiere en este momento es... *¡saber lo que mi sexo quiere ahora mismo!*" Eso es, de hecho, un descubrimiento muy interesante en sí mismo.

Cuando suene la alarma, termina la frase en que te encuentres y deja la pluma. Relee el ensayo que acabas de escribir sobre el deseo. ¿Apruebas lo que escribió tu sexo, o no? ¿Hay algo que te haya sorprendido? ¿Sientes que realmente permitiste que tu sexo tomara la palabra, o reprimiste algo por temor? ¿Cómo se sienten las sensaciones en tu cuerpo después de haber dejado en libertad tu deseo durante ocho minutos? ¿El ejercicio hizo que te expandieras, o te sientes más contraído? ¿Te sientes más libre, o acaso te dio vergüenza o ansiedad? No hay respuestas correctas aquí, es sólo investigación, después de todo.

Práctica avanzada

Pídele a tu pareja que juntos hagan el ejercicio anterior. Cuando ambos hayan terminado de escribir, siéntense uno frente al otro. Pídele que preste atención a la sensación de su cuerpo, mientras lees tu ensayo con ella. Una vez que hayas terminado de leer, pídele que te comparta una sensación que haya tenido mientras leías. Una vez que ella ha compartido su sensación, invítala a leerte su ensayo, entre tanto, préstale atención a la sensación en tu cuerpo. Cuando haya terminado la lectura, comparte una sensación que hayas tenido al escuchar a su deseo hablar.

A veces pienso que si tuviera que enseñar una sola cosa en el mundo, sería la capacidad de identificar nuestros deseos sexuales y luego aprender a pedir su realización. Especialmente para las mujeres, que han estado avergonzadas, ocultas en la clandestinidad y la represión de su apetito —sexual y de otro tipo— puede percibirse como arriesgado y peligroso admitir que queremos algo más o algo diferente de lo que estamos recibiendo actualmente. Una vez tuve a una pareja que venía a una sesión de capacitación y tampoco estaba feliz con su vida sexual. Él sabía de cierta forma que no la estaba complaciendo, pero ella no le decía qué hacer de manera diferente. Descubrimos durante la sesión que ella no quería decirle qué hacer porque tenía demasiado miedo de herir sus sentimientos, así que, ella me dijo, "sólo lo dejaba pasar".

"Como que renunciaba a la idea de estar satisfecha sexualmente porque él no podía activar mis 'botones' y yo no me atrevía a decirle cómo", aceptó. "No puedo creer que esté diciendo esto, pero me sentía como que era mejor dejar que nuestra vida sexual muriera antes de arriesgarme a pedir lo que quería."

Yo oigo esto todo el tiempo, de muchas maneras diferentes. Y aunque los hombres definitivamente experimentan cierto nivel de temor en cuanto a pedir lo que quieren, me parece que éste es un problema más frecuente en las mujeres. Esto se da porque, como lo discutimos previamente, el cuerpo femenino es más complicado, y también porque la *psique* de la mujer es más compleja. En este aspecto, la meditación orgásmica puede tener un gran impacto. Hace que pedir lo que queremos sea parte de la propia práctica. No tiene por qué haber sentimientos heridos, ya que esto es parte del guión, por así decirlo.

"Mi relación con el sexo ha cambiado a través de la meditación orgásmica. Apruebo más lo que deseo, o las cosas que quiero probar. Sólo porque quiera probar algo no significa que tenga que hacerlo, no me convierte en una determinada persona, cualquiera que sea el juicio que yo tenga de la gente que hace este tipo de cosas; sólo significa que una parte de mí podría querer tener esta experiencia alguna vez. El poner por ahí un deseo no significa que sea una solicitud. Ni siquiera implica que vayas a hacer algo al respecto. Es simplemente sentirse lo suficientemente libre como para decir 'quiero esto'."

—Hillary, 32 años

La mejor parte es que una vez que construyes el músculo para pedir lo que deseas durante el sexo, también lo puedes extender al resto de tu vida. Una nueva alumna me decía que el momento más increíble de su primera MO había sido pedirle a su pareja que moviera su dedo un poco hacia la izquierda. "En ese momento me di cuenta de que yo *nunca* antes le había dicho lo que quería durante el sexo, ¡y habíamos estado juntos durante veintidós años!", dijo. "Una pequeña voz me dijo que si podía sentirme cómoda pidiendo lo que realmente quería durante el sexo, eso podría revolucionar todo mi mundo."

El otro lado del orgasmo

Esa pequeña voz de la intuición era la voz que me atrajo por primera vez a la meditación orgásmica. Es la misma voz que trae a los estudiantes a mi clase, y yo apostaría a que es la misma voz que te ha traído hasta aquí. Me gusta pensar en eso como una voz desde el otro lado: el otro lado del *orgasmo*. Porque eso es lo que experimentamos cuando hacemos MO: un lado del orgasmo que es lento, profundo y prolongado, en lugar de ser rápido, feroz y culminante. Este lado más femenino no tiene un principio y un fin reales. Tiene múltiples picos y valles, es saturado, sinuoso y complejo, es en gran medida como la anatomía de la mujer, de hecho. Es indescriptiblemente profundo y exuberante, con hidratación. Alimenta no a nuestra parte que quiere un final aplastante, sino a la parte que quiere percepción, fuego e intimidad. La parte que quiere tener un sexo más rico y una vida más rica.

Sin un acceso frecuente al orgasmo de tipo profundo y lento que la MO ofrece, nos perdemos la mitad de los nutrientes que necesitamos en la vida. A riesgo de sonar dramática, es como si todos nosotros, hombres y mujeres por igual, estuviéramos sufriendo de una deficiencia orgásmica, cuyos síntomas incluyen, pero no se limitan a lo siguiente:

- dificultad para conectarse con otras personas
- falta de intimidad real dentro de la relación
- déficit de excitación sexual (especialmente en las mujeres)

- incapacidad para percibir la sensación o estar presentes en nuestros propios cuerpos
- desconexión de nuestros propios deseos
- una sensación subyacente de que algo más es posible, en el sexo y en la vida

El orgasmo es la fuente principal de esta sensación nutritiva y de hidratación que anhelamos. El *slow sex* te enseña todo lo que necesitas saber para poder acceder a este lado más femenino del orgasmo, con la frecuencia en que lo necesites y tan profundamente como lo quieras. Los ingredientes que conforman la base práctica de la MO —despojarse, poner atención a la sensación y pedir lo que deseas— son las llaves proverbiales del reino. Juntos nos dan acceso a todo lo que sabíamos que era posible a partir del sexo: una apreciación de nuestra propia y genuina experiencia, una fuente inagotable de excitación, y la verdadera intimidad que anhelábamos, pero a la que no habíamos sido capaces de tener acceso.

Ahora, si ésas no son tres buenas razones para poner la MO en tu lista de cosas por hacer, no sé qué podría ser mejor opción. Así que vamos a empezar, ¿de acuerdo?

Tres

Cómo hacer la MO

Siempre que alguien me pregunta por qué hago MO, la primera respuesta que viene a mi mente es la más simple: hacer MO se siente *bien*. Te da una sensación de conexión, sensualidad, nutrición y completud. Te calma, sacia, renueva y vigoriza. Es simplemente la más deliciosa experiencia física que haya tenido. Cuando escuché por primera vez sobre la MO, desde luego, no significó mucho para mí. Una muy sencilla caricia, un periodo de tiempo limitado, ¿podía ser eso la gran maravilla? Con sólo escuchar las instrucciones, no puedes realmente entender cuán profundamente puede convenirte, cuán rápido puede activar todos tus centros de placer, cuán exquisita y deliciosamente precisa puede sentirse una sola caricia, tanto para el que la da como para el que la recibe, por igual. Simplemente tienes que meterte a la cocina y sentirlo por ti mismo. Así que a cocinar se ha dicho. He aquí tu iniciación a los pasos de la práctica de la meditación orgásmica.

Paso uno: pedir una MO

Puedes sentir el universo entero en una sola caricia de la MO. Todo el placer, el dolor, la alegría y la tristeza que forman parte de nuestra vida sexual, nuestras relaciones y nuestra vida en general, todo ello se puede sentir en una sola caricia. Lo mismo podría decirse de la primera etapa de la práctica: pedirle a alguien que haga MO contigo. En el acto de extenderse hacia otra persona, expresando tu deseo e invitándola a compartir una experiencia tan íntima, puedes degustar todo lo que hayas deseado de la práctica misma: todo el goce, toda la conexión, todos los nutrimentos que estás buscando. Dejas de lado expectativas y estrategias, percibes las sensaciones en tu cuerpo y pides lo que deseas; el resto llega por sí solo.

Eso no significa que será fácil, sobre todo al principio. Incluso para las parejas que han estado juntas durante mucho tiempo (y quizás especialmente para parejas que han estado juntas durante mucho tiempo), puede haber un sentimiento de vulnerabilidad al expresar el deseo sexual. El solo pensamiento puede desencadenar un despliegue de fuegos artificiales de miedos que nos dejen nerviosos y en vilo, en nuestros puntos más sensibles. Si encontramos el valor de pedir, entonces tenemos que abrir espacio a la respuesta. Hay pocos momentos tan saturados de sensación como el momento en que una petición de sexo cruza tus labios y queda colgando en el aire, a la espera de la aceptación o el rechazo. Parece que no podemos ayudar a darle mucho significado al resultado. Si ella dice sí, significa que eres atractivo, aceptable, deseable, sexy. Si él dice no, significa que eres lo opuesto de esos atributos. Éstas son, por supuesto, sólo interpretaciones, no son la verdad. Complican las cosas, como uno de mis estudiantes descubrió recientemente. Le había pedido a su esposa hacer una MO, una mañana, y ella le preguntó si más bien podían hacerla después del trabajo porque tenía una junta temprano. "Eso es lo que ella dijo", me contó, "pero lo que yo escuché fue que ella ya no se sentía atraída por mí y quería posponer el sexo tanto tiempo como fuera posible. Desde que hago MO, estoy aprendiendo a notar cuando mi mente se echa a volar. De inmediato me di cuenta de toda la interpretación que le estaba añadiendo a lo que ella había dicho en realidad." La clave es recordar que tenemos una opción. Podemos despojarnos y estar presentes para cualquier respuesta que obtengamos, sin hacer las cosas más complejas de lo que deben ser. La graciosa simplicidad de un "sí" o un "no" puede ser suficiente.

Por suerte, hay una ley del universo escrita en alguna parte que dice que mientras más hagamos algo, menos tendrá la capacidad de aterrorizarnos. Lo mismo sucede al pedir una MO. Algo que ayuda es desnudar la petición hasta lo más esencial. Sé lo más sencillo, directo y honesto que sea posible al pedirla. "¿Te gustaría hacer una MO?" es todo lo que necesitas decir. Puedes dejar de lado la rutina del aspaviento, las líneas románticas, el andarse por las ramas que normalmente acompaña la petición sexual, y mejor simplemente preguntar. Hay poder en la comunicación honesta, limpia y directa de un deseo. Por lo menos, pide ser correspondida con una respuesta igual de honesta.

Pon atención a las sensaciones de tu cuerpo mientras pides. Es frecuente que tengamos muchas sensaciones cuando comenzamos a pedir una MO. Puede comenzar como una explosión brillante en algún lugar de tu zona torácica, una contracción breve antes de expandirse, algo como un Big Bang por el resto de tu cuerpo. Tal vez te des cuenta si se inicia directamente en el centro de tu ser, o si en realidad comienza un poco a la izquierda y un poco más lejos, en la parte posterior. Si parece que viaja más arriba o más abajo, si se detiene en las puntas de tus hormigueantes dedos o en vez de eso parece expandirse más allá de los confines de tu cuerpo físico. Hay algo mágico en el simple hecho de estar de acuerdo con permanecer en la experiencia, pase lo que pase, en lugar de moverse siquiera un centímetro hacia la izquierda o hacia la derecha. Cuando nos movemos de nuestra experiencia, tendemos a dejarnos llevar por el comentario o la interpretación. Si realmente te comprometes a sentir tu cuerpo, la sensación en sí es tan fascinante que tienes poco tiempo para pensar en nada más.

Ejercicio. Cómo pedir una MO

- Utiliza una pregunta para desencadenar tanta sensación como sea posible en ti y en tu pareja. A menudo tratamos de limitar la cantidad de sensaciones que podríamos provocar porque tenemos miedo de no poder manejarlas. Así que vamos a jugar con humor, finjamos que no nos importa de ninguna manera qué respuesta obtengamos, o hagamos la petición sobre una necesidad más que sobre un deseo. Resiste la tentación de sofocar la sensación. Haz la pregunta de la manera más simple pero más auténtica que te sea posible, y luego deja que la sensación se extienda por todo tu cuerpo mientras esperas la respuesta de tu pareja.

- Siente tu vulnerabilidad. Al pedir una MO, estás encendiendo las luces, por así decirlo, y admitiendo tu propio deseo de ser sexual. Éste es un territorio desconocido para la mayoría de nosotros. La mayor parte del tiempo, nuestro miedo al rechazo nos impide pedir abiertamente la conexión que anhelamos. El dar un paso adelante con tu petición se vuelve una oportunidad de sentir tu propia debilidad, tu propio corazón.

- Sé amable contigo mismo y con tu pareja. Su deseo es como un vástago tierno, trátalo con mucha amabilidad, como si fuera la preciosa posesión de alguien que la ha dejado bajo tu cuidado. Resiste la tentación de demonizar a tu pareja si él o ella dicen que no, o de castigarte por preguntar. Es al ofrecimiento al que están rechazando, no a ti. Hazle saber que respetas su respuesta, y siéntete orgulloso por el valor que tuviste para preguntar.

La MO en sí misma comienza en el momento en que la cita se establece. Igual que la anticipación edifica, asimismo edifica la energía sexual. Presta atención a la sensación de "en el punto intermedio", aquí mismo, ahora mismo. La sabiduría convencional dice que la sensación más potente se puede percibir en la culminación de una experiencia sensorial, en el clímax o, en este caso, una vez que la MO ha comenzado, pero tú puedes descubrir que en realidad tienes más sensación antes de acostarte a practicar. Puede venir en forma de anticipación abierta, cachondería o excitación. También puede venir en un disfraz que yo llamo "intumescencia", que es cuando la cachondería está naciendo en el cuerpo y se congela porque no tiene a dónde ir. El resultado puede ser menos que sexy: el impulso de llorar, enfrascarse en una pelea, suspender la MO o estar en las nubes porque... [inserta aquí el método preferido de desconectarte].

En vez de eso, trata de mantenerte alerta. Observa lo que está sucediendo dentro de ti. Y, si puedes recordar, siente tu deseo. Son aquellos momentos justo antes de conseguir lo que queremos los que ofrecen la experiencia más rica del anhelo, de la búsqueda. ¿No me crees? Piensa en lo que sentiste justo antes de tu primer beso. Todo lo deseado a punto de hacerse realidad. Trata de mantenerte en el presente a medida que te acercas más y más a tu MO.

"Nosotros hacemos meditación orgásmica un par de veces a la semana, por la noche. Empecé a notar que me ponía un poco excitada y caliente en el trabajo por las tardes. Era como si fuera a empezar a rebotar en las paredes. Entonces me di cuenta de que siempre me pasaba en los días que hacíamos MO, como algo que ya se estaba construyendo. Fue muy lindo cuando me di cuenta de eso."
—Gretchen, 28 años

Paso dos: preparar el nido
y ponerse en posición

Hay una hermosa cafetería cerca de donde escribo, donde hacen cada taza de café utilizando un filtro de goteo individual. Cada taza se prepara sobre pedido, y tú ves cómo humedecen el filtro, muelen los granos y luego vierten el agua caliente sobre el molido utilizando una tetera de cobre. Hay algo infinitamente más rico en el café que se obtiene así porque has observado el cuidadoso trato que le dan a tu taza en particular. Su parsimoniosa atención de alguna manera agrega una cualidad mágica y especial. Es la misma cualidad mágica que viene de preparar con cuidado el espacio donde vas a hacer la MO. Si bien el espacio para la MO o el "nido" es sencillo, incluso práctico, tómate el tiempo de crearlo. Extiende mantas, acomoda las almohadas, asegúrate de que el cronómetro esté preparado, y luego colóquense en posición ustedes mismos. Este enfoque lento es muy diferente de la forma en que normalmente operamos, en especial cuando se trata de sexo. En el sexo, tendemos a reaccionar a una sensación de hambre tratando de alimentarnos lo más rápido posible. En el proceso, nos perdemos el advertir la sensación de nuestro propio deseo. Mantenemos nuestros ojos puestos en el premio del clímax, nunca buscamos la suficiente pausa para disfrutar, apreciar y nutrirnos de toda la sensación que hay ahí, en la meseta que se produce justo antes de "tocar el cielo". Si tuviéramos que adoptar este mismo enfoque de llegar a una meta en la MO, nos perderíamos la sensación de la energía sexual, construida a medida que se prepara el espacio. Conforme reunimos cuidadosamente todo lo que necesitaremos, llegamos a sentir nuestra propia anticipación para la MO que está por venir; es una sensación dulce, de hecho.

Una razón diferente para tener cuidado en la preparación del espacio es que el nido que estamos creando debe sentirse cómodo, seguro y lo suficientemente protegido para que la pareja se pueda relajar de verdad. Sabemos que las almohadas nos darán soporte y que tendremos los enseres al alcance de la mano, así que no hay temor de que la experiencia sea interrumpida a la mitad. Tenemos allí mismo todo lo que necesitamos. Como lo mencioné anteriormente, las mujeres en especial tienen una necesidad fisiológica de sentirse seguras y protegidas durante el sexo, de lo contrario, tienen dificultades para relajarse en el orgasmo. Tomarse el tiempo para crear un nido cálido y acogedor es la mejor manera de ayudarla a ser natural en la MO.

Cuando les menciono a mis alumnos que la responsabilidad principal de crear el nido recae en quien acaricia, tal revelación generalmente provoca algunas cejas levantadas. Desde una perspectiva convencional, hacer meditación orgásmica podría parecer desequilibrado, pues el hombre casi siempre acaricia, y la mujer casi siempre recibe. Esta división del trabajo es intencional. Uno de los beneficios más revolucionarios de la MO es que nos da la rara oportunidad de reajustar nuestros sistemas, despojarnos de todas las ideas preconcebidas de cómo se "supone" que deben salir las cosas, de forma que podamos sumergirnos y experimentar lo que realmente *está* sucediendo, en esos momentos. Comenzamos invirtiendo todas nuestras reglas y probando algo nuevo en su lugar. Esta inversión parece atender, de manera injusta, más a las mujeres, pero muchos hombres descubren que hay algo profundo en su interior que se deja tocar, sintiéndose inexplicablemente bien, cuando se les pide servir de esta manera.

Caricia masculina

"¿Y qué hay de los hombres?"

Ésta es una de mis preguntas favoritas. Lo cual es bueno, porque todo el tiempo me la hacen. La primera pregunta que la mayoría de la gente se plantea sobre la MO es lo que implica la práctica; la segunda es "¿Qué hay de los hombres?".

La pregunta que están planteando es si un hombre tiene la oportunidad de ser acariciado alguna vez, si hay alguna reciprocidad en este cuadro. La respuesta es sí, es posible acariciar a un hombre. De hecho he incluido instrucciones en el apéndice. Quizá te preguntes por qué la caricia femenina tiene su propio capítulo, mientras que la masculina es relegada al apéndice. El hecho de que la práctica se trate principalmente de acariciar a la mujer va en contra de nuestro sentido de dar y recibir, nuestra contabilización sexual estándar. Pero a menos que la práctica esté ocurriendo entre dos hombres, siempre hago que las parejas comiencen con la caricia a la mujer exclusivamente. Introduzco la caricia masculina en el proceso sólo después de que la pareja ha estado practicando la MO durante seis meses o más. Hay dos razones por las que comenzamos de esta manera. En primer lugar, antes de dominar el *slow sex*, tenemos mucho por desaprender. Aunque los casos individuales pueden variar, en general las mujeres tienden a acumular una gran cantidad (y estoy hablando de *una gran cantidad*) de condicionamiento negativo en cuanto al sexo. Mucho más que los hombres, de hecho. Hasta que no descongelemos el iceberg del miedo y la vergüenza que encierra gran parte de la sexualidad femenina en nuestra cultura —un deshielo que ocurre de manera natural cuando ella es acariciada—, ella tendrá la tendencia de regresar a sus viejos hábitos de dar placer y hacer que el sexo se vea de cierta manera. Para algunas mujeres esta fusión se produce con rapidez, para otras, puede tomar meses o incluso años. Sin importar el tiempo que haga falta, a la larga vale la pena limpiar su sistema primero. Una vez que ella está realmente excitada, puede ser una fuerza mucho más potente para ayudarle a él a derretir sus icebergs personales.

La segunda razón por la que comenzamos acariciando a la mujer es para permitirles a los hombres que exploren el territorio del orgasmo de una manera nueva. La experiencia orgásmica de la MO no es territorio exclusivo de la persona que está siendo acariciada. A medida que el hombre entra más en sintonía con el cuerpo de su pareja, comienza a reparar en muchas sensaciones él mismo. Ésta es una revelación para la mayoría de nosotros, porque siempre hemos pensado que el orgasmo se puede sentir sólo dentro de los límites físicos de la persona "que lo tiene". Pero eso es sólo porque no hemos perfeccionado nuestro equipo sensorial. Una vez que desnudamos al sexo y realmente prestamos atención a nuestras sensaciones, descubrimos que somos capaces de sentir el orgasmo que alguien más está teniendo, tanto como el nuestro. Las mujeres que tienen una capacidad natural de conexión suelen comprender esto de manera intuitiva. Los hombres tienden a necesitar más práctica para sentirlo, práctica que viene, convenientemente, a través del acariciar. Así que por muy tentador que sea hacer de la MO una experiencia de dar y recibir, mi consejo es dejar la regla de reciprocidad a un lado por el momento y centrarse sólo en acariciarla a ella.

"Yo comencé a llorar durante mi primera meditación orgásmica. No podía creer que no tuviera que darle nada a él como retribución a la atención que me estaba dando. Fue la primera vez en mi vida." —Elaine, 52 años

"Al principio, yo estaba muy estimulado sexualmente por ver y tocar su coño. Sólo quería tener sexo. Pero después de un par de meses, nuestra MO se ha vuelto más relajada y rítmica. Yo estoy menos excitado, y en lugar de ello me he vuelto consciente de la sensación de hormigueo en los dedos y el remolino en el

> estómago. Estoy más en sintonía con los eventos impredecibles, como un gemido fuerte y repentino de mi pareja, y estoy notando la respuesta inconsciente de mi cuerpo conforme se alinea con cada nuevo momento."
> —Seth, 27 años

Ejercicio. Construcción del nido: prepárate para tu MO

Elige el espacio. Decídete por un lugar privado y cómodo donde tú y tu pareja puedan relajarse, una cama es probablemente la opción más intuitiva, aunque a algunas personas en el nuevo papel de acariciar les resulta más fácil entrar en materia si se sientan en una superficie firme, como el suelo. Las parejas que viven juntas a veces también prefieren practicar la MO en algún lugar que no sea la cama principal, para distinguir su nido del espacio que utilizan para dormir y tener relaciones sexuales convencionales. Donde sea que elijas hacer la MO, recuerda que debes reservar el nido que creaste únicamente para eso. Si deciden que después les gustaría tener relaciones sexuales o incluso sólo acurrucarse un poco, trasládense a otro lugar o recojan el nido antes.

Prepara el nido. Un componente principal de la meditación orgásmica es la capacidad de quien acaricia para ver lo que está haciendo, así que las luces deben permanecer encendidas. Dicho esto, la iluminación debe ser suave y acogedora, clara, pero no exageradamente brillante.

Acomoda las almohadas de apoyo donde vayan a hacer la meditación orgásmica. Las almohadas pueden disponerse en triángulo: una para usarse debajo de la cabeza, una para poner debajo de la rodilla izquierda y una o dos para que se siente la persona que acaricia. Si hay alguna posibilidad de que los pies de ella se enfríen, ten cerca una

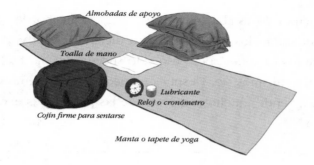

Almohadas de apoyo

Toalla de mano

Lubricante
Reloj o cronómetro

Cojín firme para sentarse

Manta o tapete de yoga

cobija. Para mantener las cosas fluyendo lo más suavemente posible durante la MO, querrás un lubricante personal de algún tipo. (Después de muchos años de probar diferentes lubricantes, tengo algunos favoritos. Consulta los Recursos adicionales para obtener más información sobre lubricantes o para adquirir un kit completo de MO.) También les servirá una toalla de mano para mantener la situación bajo control, y un cronómetro, preferiblemente uno cuya alarma no sea demasiado fuerte o brusca. Si decides utilizar el cronómetro de tu teléfono celular, asegúrate de apagar el sonido de las llamadas, mensajes de texto y correos electrónicos entrantes. (No hay nada como escuchar el tono de llamada especial de tu mamá mientras estás en plena meditación orgásmica.)

Desnudarse. Parte del ritual de la MO es que la persona que recibe se quite la ropa de la cintura para abajo y se deje puesto lo demás. Quien acaricia permanece completamente vestido. Ésta es una manera más con la que diferenciamos la MO de las relaciones sexuales normales, que ayuda a las parejas a enfocarse en la sensación del orgasmo que ya se pueda sentir crecer entre ellos. No hay manera correcta o incorrecta para que ella se desnude, cuanto más simple, mejor. No hay necesidad de añadir nada al proceso, ni siquiera el pudor. Lo único que ella tiene que hacer es quitarse la ropa. Ni más, ni menos.

"Al principio yo estaba muy consciente del hecho de que me estaba quitando los calzones. Como diciendo 'Aquí voy... quitándome los calzones', pero eso sólo sucedió un par de ocasiones en que hicimos MO. Después empecé a sentirme muy libre. Empecé a sentir aquello como una de las partes más excitantes de la MO."
—Katy, 23 años

De hecho, desvestirse es un momento para saborear, para los dos. Quitarse los calzones y revelarse a sí misma es el momento en que ella realmente se compromete con la meditación orgásmica. Si tú eres quien acaricia, trata de sentir el compromiso de ella cuando éste se produce. Quitarse la ropa es el punto en el que su "sí, en teoría" se convierte en un "sí, lo estamos haciendo". Es un momento muy poderoso, especialmente para los nuevos practicantes de la MO. Quitarse la ropa es un acto de exposición, ella está dejando que su pareja participe de su espacio personal. El resultado es una sensación intensa, incluso para las parejas que han convivido juntas durante mucho tiempo. Después de todo, es raro para los dos ponerle tanta atención a la vulva de ella. Este hecho puede ser una confrontación para ambos, así como un momento extraordinariamente íntimo. Trata de estar atento a las sensaciones de ambos.

Asume la posición. Extiende la toalla de mano en el centro del nido y guía a tu pareja para que se acueste, de forma que la toalla se encuentre bajo de su trasero. La toalla es una estrategia práctica, evita que tu cama, sábanas o alfombra se ensucien con el lubricante.

Guía a tu pareja para que abra las piernas en forma de mariposa, con la rodilla izquierda apoyada en una almohada y otra almohada bajo su cabeza. Su rodilla derecha se apoyará en tu cuerpo. Cuando ella se sienta cómoda, siéntate en la almohada a su derecha, deslizando tu pierna derecha por debajo de la suya y pon tu pierna izquierda sobre su vientre. Coloca su pie izquierdo de manera que descanse contra tu pantorrilla o pie derecho. (Asegúrate de que su pie no esté descansando *arriba* de tu pierna, o vas a experimentar lo que llamamos cariñosamente "meditación dormida", una falta temporal pero incómoda de sensación, seguida de un agudo hormigueo.)

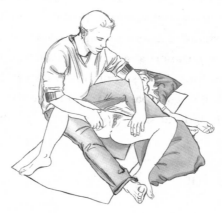

Posición para la MO

Utiliza tantas almohadas, mantas dobladas y otros apoyos como los necesites. A algunas personas que acarician les gusta una almohada debajo de su pie izquierdo, mientras que otros prefieren una para apoyar su rodilla derecha. Siéntete libre para improvisar en estos detalles, el objetivo es encontrar una posición en la que puedas permanecer durante quince minutos recurriendo lo mínimo a un ajuste. Muchas personas novatas en esta práctica de caricias descubren que se ponen tensas en cuello, hombros y brazos. Trata de llevar tu atención a estas áreas y relajarlas conscientemente antes de que comience la práctica.

Si descubres una variación de esta postura que sea más cómoda para ti, definitivamente úsala. Quien esté acariciando puede querer sentarse con la espalda contra una pared de apoyo, o jugar con el número de almohadas en las que esté sentado para situarse más arriba o más abajo. Finalmente encontrarás la combinación correcta para ti. Uno de los mayores retos para los hombres que empiezan a hacer MO es encontrar una postura que puedan mantener de forma confortable durante la práctica, así que, si te está costando trabajo, piensa que es lo habitual. Sigue intentando diferentes ajustes mientras te acostumbras. Con el tiempo, la postura se convierte en algo muy natural.

Cuanda hayas encontrado una postura cómoda, haz una respiración profunda y siente tu cuerpo. Ponte en contacto con las sensaciones que ya están empezando a surgir entre ambos. ¿Qué sientes en el estómago? ¿En el pecho? ¿En los genitales? Una vez que hayas entrado en contacto con lo que está pasando en el interior, lleva de nuevo la atención a tu pareja y da el siguiente paso, el de "observar".

Paso tres: observar

Observar es cuando la persona en posición de acariciar mira los genitales de su pareja y pronuncia algunos enunciados describiendo lo que ve. Mis alumnas mujeres tienden a encogerse un poco la primera vez que oyen acerca de este paso. ¿Él va a mirar *eso*? Y luego… ¿va a *hablar al respecto*? La mayoría de las mujeres tiene una relación con sus partes privadas muy diferente a la de los hombres. Mientras que los chicos han sido condicionados a sentir orgullo de sus penes, las mujeres hemos recibido el mensaje opuesto sobre nuestras partes femeninas. Se nos ha dicho que nuestras vulvas son sucias, de aspecto raro y que tienen la versión genital de la halitosis. Teniendo en cuenta todos los juicios a los que hemos estado sometidas, la idea de que alguien nos observe activamente puede sacar a relucir toda una vida de vergüenza.

La palabra con "C"

Una razón por la que adoro la MO es que da tanto a hombres como a mujeres la oportunidad de dejar de lado los resentimientos que puedan existir entre ellos y los órganos genitales femeninos. Y, por desgracia, si has crecido en la sociedad occidental, lo más probable es que tengas una relación complicada con el coño. Es casi imposible de evitar. Si eres mujer, entonces es probable que estés teniendo en este mismo instante un problema con el hecho de que yo esté utilizando la palabra *coño*. ¿Por qué *esa* palabra? El hecho es que es la palabra perfecta. *Vagina, genitales,* y las palabras que no se pueden ni pronunciar, ninguna tiene la suave y tierna sensibilidad de *coño*. La palabra ha madurado en mí, y en mis estudiantes también. Quizá también madure en ti, quizá no. Pero imaginemos: si somos capaces de dejar de lado la idea de que esta palabra sea sucia por sí misma, tal vez también podamos dejar de lado las connotaciones similares para la parte del cuerpo que dicha palabra describe. (Lo mismo ocurre con la palabra *verga*, cuyo cociente de sensualidad es muy superior al de *pene* o *pito*. Compruébalo: puede ser que te encuentres a ti mismo queriendo usarla. Mucho.)

Precisamente por esta razón, recuerdo el paso de la observación como el momento más importante de mi primera meditación orgásmica. Yo estaba ahí tumbada, congelada como una paleta, mientras mi pareja dirigía la luz a mis genitales y comenzaba a describirlos. "Tus labios menores parecen de coral. Hay un color rosa profundo en los bordes que se desvanece en un rosa nacarado hacia la base. Puedo ver tu clítoris asomándose desde su capuchón, que está ligeramente inclinado hacia un lado." Al principio estaba mortificada. Pero él siguió así durante unos dos o tres minutos, y durante ese tiempo comencé a ablandarme. Fue la experiencia más extraña que haya tenido en mi vida, pero ya para cuando él había terminado, una parte de mí se había derretido. Me había dado la visión más precisa y detallada de mis propios genitales que jamás habría imaginado. Me di cuenta de que en realidad nunca había visto mi coño. No podía detener mis emociones. Las lágrimas corrían por mis mejillas. Él había mirado "ahí abajo", con una atención sumamente limpia. Su ternura desbloqueó algo dentro de mí.

He oído historias similares de mis estudiantes todo el tiempo. Heidi, una practicante veterana de la MO, habla de lo difícil que fue para ella iniciar la práctica porque le disgustaban mucho sus genitales. Su autoestima en este aspecto había sido tan baja durante tanto tiempo, que nunca había disfrutado de recibir sexo oral, por temor a que su pareja la viera.

Entonces, cuando una pareja de MO le dijo, después de una sesión particularmente sensacional, que pensaba que sus partes privadas eran hermosas, fue como una revelación.

"Yo estaba muy sorprendida y lo hice repetir lo que acababa de decir," afirma. "No lo podía creer. Durante las siguientes semanas vi cómo cambiaban mis propios sentimientos hacia mi coño. El solo hecho de tener la aprobación de mi compañero comenzó a desenmarañar toda una vida de juicios personales. Es increíble lo rápido que puede suceder."

El observar comienza cuando tú, quien acaricia, pones tu atención en lo que ves. Descríbelo usando las palabras que connotan el color, la forma y la ubicación relativa, y trata de evitar una interpretación de lo que estás viendo. Incluso las interpretaciones positivas —las afirmaciones sobre lo hermoso, elegante o fantástico que se ve su coño— pueden dejarse para después (¡pero no dejes de decírselo!). Rara vez recibimos comentarios de otras personas que no estén impregnados de sus propios juicios, ya sea positivos o negativos. Para una mujer puede ser una experiencia increíble durante la meditación orgásmica ser vista simplemente, tal como ella es. También es liberador para el que acaricia: si vas a describir cómo te sientes con lo que ves, ¿qué tal si no te gusta? (Y puede ser que al principio no te guste, no es poco común.) La tentación es caer en el territorio de la mentira piadosa, para tratar de hacerla sentir bien, sacrificando la autenticidad. Así que simplemente di la verdad de lo que ves, el color, la forma y la ubicación relativa. Tu atención limpia tiene un efecto mucho más poderoso que cualquier cumplido que pudieras añadir.

"Normalmente, cuando un hombre me habla de cómo me veo, no dice mucho acerca de mí, está hablando acerca de su opinión sobre mí. Ésa fue la primera vez que sentí que él estaba realmente mirándome a *mí*, describiéndome a *mí*. Sentía como si yo estuviera en el interior de su cuerpo mirando hacia mí, y fue increíble. Siempre he detestado mis partes íntimas. Pero cuando él las describió, me gustaron por primera vez. No dijo que fueran bonitas, y yo no le hubiera creído si lo hubiera dicho. Sólo fue la forma en que las describió, sonaba agradable."

—Maggie, 35 años

"Mi primera experiencia con el sexo oral no fue muy buena, y desde entonces tengo grabado en el cerebro que 'ese lugar es de miedo'. Yo no quería bajarme allí, no me gustaba, y entonces hería sus sentimientos. Así que simplemente lo evitaba por completo. Habría preferido no tener sexo que herir los sentimientos de alguien. Ahora que he estado haciendo MO, lo hago de día y de noche. Me siento mucho más a mis anchas ahí. El coño se ha desmitificado. Ha pasado del miedo a la intriga y de la intriga a la fascinación, y de la fascinación al *¡Dios mío, hay todo un mundo aquí que está de puta madre!*" —Dan, 38 años

La anatomía de una mujer

Tanto para los hombres como para las mujeres, el coño puede ser un terreno misterioso. Muchas de nosotras sacamos los espejos a los doce años, mientras leíamos libros de educación *sexual,* y no hemos vuelto a mirar mucho ahí abajo desde entonces. Probablemente los hombres hayan pasado más tiempo estudiándonos, pero todavía parecen tener dificultades para dar en el blanco de nuestro punto ideal de placer. Así que me parece que una pequeña lección de geografía viene muy bien al caso.

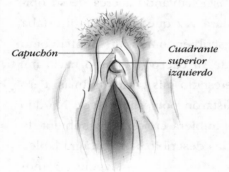

Capuchón

Cuadrante superior izquierdo

El clítoris

Debido a que casi todo el mundo conoce, a su manera, un pene, puede ser útil usar la analogía de los genitales de un hombre en la comprensión de los de una mujer. La cabeza expuesta del clítoris es como la cabeza del pene de un hombre. Es más o menos del tamaño y la forma de un chícharo, aunque puede ser significativamente más grande o más pequeño. Es altamente sensible, contiene ocho mil terminaciones nerviosas, dos veces el número de terminaciones nerviosas que su contraparte masculina y la mayoría de las terminaciones en cualquier parte del cuerpo humano, para acabar pronto. Con el fin de verlo mejor, puede ser que tengas que tirar del "capuchón" del clítoris de la misma forma que harías retroceder el prepucio de un pene no circuncidado. Notarás que la cabeza del clítoris se sale y que puede aumentar su tamaño con el tacto. Toma en cuenta que, cuando damos la instrucción de acariciar el "cuadrante superior izquierdo" del clítoris durante la MO, estamos hablando del lado izquierdo de *ella.*

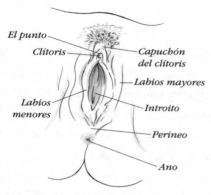

El punto

Clítoris

Capuchón
del clítoris

Labios mayores

Labios
menores

Introito

Perineo

Ano

La anatomía femenina completa

Al igual que la cabeza de un pene, la punta del clítoris es sólo la punta del iceberg. Al igual que la cabeza del pene de un hombre, el clítoris de la mujer es el extremo de un eje. La diferencia es que el eje del clítoris de la mujer corre dentro de su cuerpo, justo debajo de la piel. Desde la punta del clítoris, el eje va de vuelta a través del capuchón y luego se bifurca en dos "pedúnculos", que se extienden hacia abajo a lo largo de cada lado de la abertura vaginal. En su totalidad, el clítoris parece una letra Y al revés que se dobla hacia delante en la parte superior. La punta doblada de esa Y es la propia punta del clítoris.

La mayoría de la gente piensa que la punta del clítoris es toda el área en la que hay que trabajar, ¡pero no! Al igual que un individuo obtiene placer de las caricias a lo largo de su eje, una mujer puede experimentar el placer orgásmico mediante la estimulación de cualquier parte del clítoris. Como Masters y Johnson señalaron hace años, todos los orgasmos femeninos proceden del clítoris. Los llamados orgasmos vaginales, incluidos los orgasmos que se producen durante el coito, provienen de la estimulación de los tejidos del clítoris.

Dicho esto, la punta del clítoris es un excelente lugar para comenzar, gracias a la ya mencionada abundancia de las terminaciones nerviosas y sus características principales. Así que es el foco de nuestra atención durante la MO.

Paso cuatro: cómo acariciar

Para la mayoría de la gente, incluso aquellos que hemos estado practicando durante mucho tiempo, la experiencia de la MO es difícil de clasificar. Es un poco como el sexo, porque involucra energía sexual, excitación y las partes del cuerpo que generalmente atendemos sólo en ese contexto. Pero al mismo tiempo es diferente al sexo, porque sólo es una caricia, y sólo dura quince minutos, y no hay un objetivo. No hay nada que la pareja espere excepto atención a la caricia en sí. Aquí es donde tenemos que cambiar las palabras por hechos, despojándonos sin añadir nada extra. La MO no es un momento para técnicas sofisticadas o movimientos con sello propio, tampoco para el rendimiento o la expectativa, ni para el romance o la reciprocidad. La idea no es que la persona que acaricia "haga" que su pareja sienta nada en particular. No se trata de llegar al clímax específicamente. En cambio, simplemente se acaricia con suavidad el clítoris de la pareja, y ambos prestan atención a lo que suceda en el proceso.

> "Después de mi primera MO me sentí desconcertada, confundida. No se sentía como la masturbación o el sexo o cualquier otra cosa que hubiera experimentado antes. Ni siquiera lo sentí como lo que era: mi novio simplemente estaba acariciando mi clítoris con suavidad. Era algo nuevo. Me quería burlar de eso. Quería barrerlo y desecharlo con una rápida excusa. Pero tenía que admitir que algo inexplicable estaba pasando. Algo grande e inesperado."
> —Noelle, 29 años

Cuando hayas completado el paso de observar, estarás listo para comenzar la meditación orgásmica. Programa tu cronómetro para que suene en quince minutos. Guía a tu pareja comunicándole que vas a iniciar el contacto. Comienza tocando sus piernas, aplicando un poco de presión en sus muslos con las palmas de tus manos. Puedes poner tu mano en su estómago con suavidad, para ver si puedes sentir lo que está sintiendo ella en su cuerpo. Una vez que te sientas conectado a ella físicamente, dale seguridad otra vez: dile que vas a poner tu mano derecha en posición. Desliza tu mano derecha debajo de sus nalgas, y recarga ligeramente tu pulgar contra su abertura vaginal, o introito.

Una vez que tu mano derecha esté en el lugar indicado, sitúa el brazo con el que vas a acariciar, empezando por descansar tu codo izquierdo sobre tu rodilla izquierda. Trata de mantener una línea recta desde el codo hasta los dedos, sin flexionar la muñeca. Una vez que tu brazo izquierdo esté en posición, estás listo para comenzar.

Ejercicio. Cómo acariciar a una mujer

1. Aplícate lubricante en el dedo índice izquierdo y hazle saber a tu pareja que estás a punto de hacer contacto.
2. Usando ese mismo dedo, acaricia hacia arriba, desde su apertura vaginal o introito, para terminar en la parte superior izquierda de su clítoris, untando el lubricante conforme avanzas.
3. Con el pulgar y el dedo medio, recorre hacia atrás el capuchón para que puedas ver su clítoris. A continuación, coloca la punta de tu dedo índice izquierdo en el cuadrante superior izquierdo de su clítoris (izquierda de ella) y deslízalo un poco hasta que haya un sentimiento de "enganche" en el lugar perfecto. Encontrar su punto lleva práctica, así que no te desanimes si tardas algún tiempo en sentirte seguro. Pídele a tu pareja que te haga saber cuando des en el clavo, si eso ayuda.

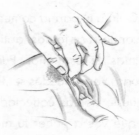

Encontrar su punto con el dedo índice

4. Comienza a acariciar su clítoris lentamente, de arriba abajo, con la punta del dedo índice. Utiliza la presión más ligera posible para empezar y ve aumentándola poco a poco. Las caricias deben ser relativamente cortas, no más de un centímetro y medio de longitud, y lo más estables posible.

5. Los dos presten atención al punto de contacto entre el dedo y el clítoris. Observen cómo se eleva la sensación orgásmica, alcanza la cima y decae; cómo de pronto la sensación sube y de pronto baja. Cuando sus mentes comiencen a divagar, lo cual es inevitable, sólo regresen de nuevo a la sensación del dedo y el clítoris. Todo lo demás se desarrollará de forma natural a partir de ahí.

Durante las primeras etapas de la MO, la caricia está cultivando la capacidad de la mujer para recibir y responder al placer, o dicho con otras palabras, liberar su orgasmo. Con cada caricia, los viejos diques comienzan a descongelarse. Pronto, los icebergs de la vergüenza, la represión y la desaprobación de los padres, icebergs que están obstaculizando su deseo, comienzan a derretirse. Con el tiempo, desaparecen por completo. En ese punto, la caricia comienza a llenar su tanque, a construir el cimiento de la energía sexual. Con el tiempo, ella incrementa su capacidad de excitarse más y más.

En otras palabras, hay mucho más en juego de lo que parece cuando haces la MO. Aun así, no quiere decir que vayas a *sentir* como si estuviera pasando gran cosa, por lo menos no al principio. Muchas mujeres tienen mucha dificultad para sentir la caricia en los primeros días de la MO. Si ése es el caso, no te preocupes, es completamente normal. Yo casi no sentía nada cuando comencé mi propia práctica. Tenemos toda una vida de desensibilización que debe revertirse, y algunos necesitan más tiempo que otros. Incluso una vez que *comienzas* a sentir la caricia, puedes llegar o no al clímax. De nuevo, esto tampoco significa un problema. Aunque la experiencia individual puede variar, el clímax no es una parte habitual de la meditación orgásmica para la mayoría de las mujeres.

> "Cuando me dijeron que iba a ser una caricia ligera, no sabía que significaba *así* de ligera. Era mucho más tenue de lo que esperaba. Casi no podía sentirla al principio."
>
> —Katelyn, 21 años

Con la práctica, la caricia que comienza tan ligera y suave, al grado de que apenas se percibe, se vuelve cada vez más potente. Tanto los genitales como el dedo desarrollan un exquisito nivel de sensibilidad, hasta el punto de poder sentir mucho más que al principio y, a menudo, mucho más de lo que hubieran esperado. Es una cuestión de aprendizaje corporal para relajarse y recibir sensaciones. Cuando los icebergs del cuerpo empiezan a derretirse para salir flotando, el resultado es una mayor libertad, más capacidad de goce y una experiencia sexual más sensible. Y cuanto más sensibles nos pongamos, menos necesitamos movimientos o técnicas sofisticadas. Una simple caricia se vuelve más que suficiente.

"Estaba muy sorprendido al descubrir la cantidad de energía que podía sentir a través de mi dedo. Realmente no creía que fuera posible."   —Brian, 26 años

"La primera vez que hice meditación orgásmica, me resistí. Estaba aterrado. Tú crees que va a ser fácil, pero entonces estás ya allí, a punto de acariciarla, y te sientes como un idiota. Tienes esta cosa masculina, esta arrogancia que es como 'Soy hombre, sé lo que estoy haciendo'. Y entonces, de repente, estar ahí, sin la más remota idea frente a esa parte del cuerpo, golpeó mi orgullo, mi ego, mi 'No puedo hacerlo bien' y mi 'No soy un buen amante'. Es un acto tan humilde. Es esa antigua idea de que se supone que los hombres saben lo que están haciendo. Vaya que es algo que realmente te confronta en un principio."
                                           —Erik, 41 años

Paso cinco: comunicación

La comunicación es el siguiente paso modesto e innovador de la meditación orgásmica. Digo *modesto* porque es difícil creer que algo tan básico como compartir las sensaciones de nuestro cuerpo o pedir de manera muy sencilla un cambio de caricia pueda tener un efecto tan poderoso en la pareja. Sin lugar a dudas, la comunicación queda entre los primeros lugares cuando pregunto a mis estudiantes principiantes qué les sorprendió más durante sus primeras sesiones de meditación orgásmica.

"Yo siempre había pensado que hablar durante el sexo arruinaba el momento. Nunca me habría imaginado que generara un sentimiento tan íntimo." —Ryan, 37 años

"Soy bastante buena para decir la frase correcta en el momento adecuado para excitarlo durante el sexo. Pero no me di cuenta, sino hasta que empecé la meditación orgásmica, de que todo aquello simplemente era falso. Yo estaba reprimiendo lo que realmente quería decir, que era '¿Puedes ir más despacio?' o 'Hay una cálida sensación de amor saliendo de mi pecho ahora.'"
—Leesa, 29 años

"Al principio pensé: 'Mi pareja y yo por fin nos comunicamos durante el sexo', pero luego, cuando tuve que empezar a decirle lo que me gustaba y lo que quería que cambiara durante la meditación orgásmica, me apagué. No quería herir sus sentimientos. Me di cuenta de que en realidad nunca le digo lo que quiero durante el sexo, en absoluto." —Sara, 41 años

Durante la meditación orgásmica, primero nos sentimos cómodos hablando de nuestra experiencia y luego pidiendo lo que deseamos. El resultado inmediato es que somos capaces de lograr la experiencia más sensacional posible durante la sesión. Pero la verdadera recompensa parece venir desde fuera de la práctica, e incluso, fuera del sexo en general. A medida que nos acostumbramos a hablar de nuestra genuina experiencia, a ser honestos acerca de lo que deseamos, le abrimos nuestra experiencia interior a nuestra pareja. Estar dispuestos a revelar lo que tenemos dentro es el requisito previo para la verdadera intimidad. Permitirle a alguien echarle un vistazo a tu universo interno, ese lugar que ha sido tuyo y sólo tuyo desde hace tanto, es invitarlo a conocerte de una manera más profunda, más rica, más completa.

A medida que fortalecemos nuestra capacidad para la intimidad, empezamos a desmitificar la comunicación en su conjunto. Los músculos que desarrollamos durante la MO apoyan la comunicación en nuestra vida, tanto en las relaciones sexuales normales como con las amistades, las relaciones de trabajo y la familia. Una alumna recuerda que en los primeros meses después de que comenzó con la MO, su estilo para comunicarse comenzó a cambiar de forma natural. "He dejado de preocuparme por cómo se vaya a percibir lo que digo y de poner tanto cuidado en cómo digo ciertas cosas. Me di cuenta de que podía ser genuina, veraz. Se abrieron muchas cosas para mí."

Así que si bien no es necesaria, definitivamente se recomienda la comunicación durante la meditación orgásmica. Por lo general no tengo que presionar demasiado en ese punto. Una MO silenciosa puede sentirse como si cruzaras el Atlántico sin mapa. Hay tanto de *espero estar haciendo bien esto,* de parte de él, y tanto de *me gustaría que me acariciara un poco más a la derecha,* por parte de ella. Un poco de conversación pone las cosas a gusto de manera natural, dejando que los dos compañeros salgan de su mente y entren en sus cuerpos.

"La comunicación es la razón por la que sigo haciendo meditación orgásmica. Me ha ayudado a encontrar mi voz. Cuando hacemos la MO, pido la caricia que quiero, o soy honesta con él sobre no estar poniendo atención a veces, o hago algún tipo de ruido que nunca antes había salido de mi boca, y me sorprendo a cada momento de lo fácil que es ser auténtica. Luego, más tarde, tomo el teléfono, llamo a mi madre y le digo algo que jamás pensé que podría decirle. Algo que había querido decirle desde hace quince años, lo único que no creí ser capaz de hablar alguna vez. Y, de repente, estamos hablando de eso. Yo se lo atribuyo a la MO. Así que lo único que yo le diría a cualquier persona que acaba de comenzar a practicarla es que realmente *puede* decir lo que quiera decir. Sea lo que sea, puedes darle voz. Puedes gemir, o puedes guardar silencio o puedes pedirle a tu pareja que cambie la caricia, lo que sea. Puedes decirlo."

—Vanessa, 44 años

Hay dos tipos diferentes de comunicación que surgen de forma natural durante la MO:

1. Hablar de tus sensaciones
2. La comunicación Sí/Y

Hablar de tus sensaciones significa hablar de lo que estás sintiendo en tu cuerpo, describir tu experiencia sensorial sin juicios ni interpretaciones. Esta práctica puede no parecer gran cosa, pero tiene un efecto poderoso: nos da la oportunidad de, poco a poco, conectar más profundamente con nuestra pareja, compartiendo cosas que normalmente nos reservaríamos. Compartir nuestras sensaciones ayuda a confesar los viejos temores que todos tenemos de hablar de nuestras verdades y dejar que los demás nos vean realmente. Abrir nuestra habitación interior y dejar que otra persona entre es el acto de verdadera intimidad. Así que practicamos un poquito durante la MO compartiendo algo que nadie nunca había sabido: las sensaciones que están ocurriendo en nuestros cuerpos.

No hay reglas en cuanto a hablar de las sensaciones, salvo hacer lo que se siente bien. Decir tanto o tan poco como se desee; responder a las sensaciones de tu pareja o simplemente absorberlas en silencio. Cuando hables, trata de usar palabras que describan la textura, el color, la temperatura, la presión y el movimiento. Describe las "buenas" sensaciones y las "malas" por igual. Cada sensación es un regalo para tu pareja: estás invitándola a compartir contigo lo que de otro modo habría sido una experiencia totalmente privada.

Una de las mejores partes de hablar de las sensaciones es que a veces, sólo a veces, descubres que ambos están teniendo alguna variación de la misma experiencia, al mismo tiempo. Ése siempre es un momento: la primera vez que te enfrentas al hecho de que hay mucho más en juego de lo que parece a simple vista.

El segundo estilo de comunicación es lo que yo llamo "Sí/Y". El Sí/Y ayuda a proteger los sentimientos de nuestra pareja, que pueden llegar a lastimarse muy fácilmente en este sensible ámbito del sexo. El miedo de lastimar a nuestra pareja está al principio de la lista de razones que hacen sentir incómoda a la mayoría de la gente, especialmente a las mujeres, con respecto a pedir lo que se quiere de la pareja, en primer lugar. Así que le damos una cucharadita de azúcar antes de pedirle un cambio en la caricia, mencionándole primero algo que se sienta bien. "Esa presión que estás haciendo se siente muy bien, gracias. ¿Podrías ir un poco a la izquierda?" o "Me gusta la velocidad de la caricia, y me gustaría probar una presión menor". El papel de quien acaricia en el escenario Sí/Y es aprobar la petición de su pareja y ponerla en acción.

Quien acaricia también debe sentirse en confianza para iniciar la comunicación él mismo. Está invitado a hablar de sus sensaciones en cualquier momento, sobre todo si siente algo inesperadamente poderoso en su cuerpo. Si quiere asegurarse de que va bien con la caricia, también puede pedir información utilizando otra versión de la pregunta de Sí/Y. Puede plantearle a ella sus preguntas cuya respuesta sea sí o no, que comiencen con "¿Te gustaría..." Por ejemplo, "¿Te gustaría una caricia más firme?" o "¿Te gustaría que vaya más a la izquierda?". Estas preguntas son lo bastante simples como para que ella no tenga que apartarse mucho de su experiencia orgásmica para responderlas. También son preguntas que no pueden salir mal para quien acaricia. Si ella dice que no, entonces por deducción sabrá que está haciendo un buen trabajo. Si ella dice que sí, entonces él se concentra en una manera de hacerla sentir mucho mejor. Es una situación en que se gana o se gana.

Paso seis: afianzar

Parte de la responsabilidad de quien acaricia es estar al pendiente del tiempo y alertar a su pareja cuando resten sólo dos minutos para que acabe la sesión. Este control de tiempo es un amable recordatorio para que ambos vuelvan su atención a las sensaciones que están teniendo en su cuerpo; en otras palabras, para sacar el máximo provecho de los últimos dos minutos de la sesión.

Cuando se acabe el tiempo, la persona que acaricia debe detener el ritmo poco a poco y enfocarse en acariciar hacia abajo. Como discutiremos más adelante, la dirección de la caricia hace la gran diferencia en el flujo de la energía orgásmica. Cuando tú acaricias a tu pareja hacia abajo, estás comenzando el proceso de regresar, tanto tú como ella, a la Tierra. Después de algunas caricias hacia abajo, quien acaricia seguirá

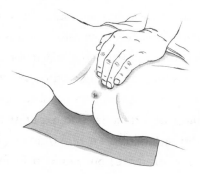

Colocación de la mano izquierda en posición para afianzar

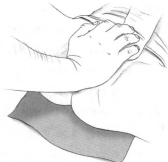

Ambas manos en posición de afianzar

con la etapa de afianzar, presionando con firmeza sobre sus genitales con las dos manos. (También podría aprovechar esta oportunidad para limpiar cualquier residuo de lubricante utilizando la toalla de mano.) La presión ayuda a impedir que se disparen sus terminaciones nerviosas, alivia el área genital de la congestión y deja a ambos miembros de la pareja con un sentimiento de conclusión a medida que vuelven a su vida cotidiana.

> "Para mí, afianzar es como domar un caballo salvaje. He tenido algunas MO en las que no nos afianzamos muy bien cuando habíamos terminado, y se siente como si quedara toda esa energía desenfrenada fluyendo, y eso dificulta ser productivo después. El hecho de afianzar no mata la excitación que estoy sintiendo, sino que me permite canalizarla y hacer uso de ella el resto del día."
> —Sachin, 36 años

Paso siete: intercambiar impresiones

El último paso de la MO es lo que llamamos "intercambiar impresiones". Una impresión es una versión más formal de lo que se habló sobre las sensaciones. Cuando compartes una impresión con tu pareja, le estás dando una instantánea verbal de un momento particularmente sensacional de la MO que acaba de terminar. Hay varias buenas razones para intercambiar impresiones. En primer lugar, poner una sensación en palabras ayuda a cerrar la brecha entre el cuerpo, que acaba de tener una experiencia muy intensa, y la mente, que (con suerte) se hallaba en hibernación durante la MO. En otras palabras, compartir una impresión ayuda a la mente a comprender lo que acaba de pasarle al cuerpo. El acto de componer impresiones también sella la experiencia en la memoria. En un día cualquiera, hay un montón de datos que vuelan hacia nosotros. Sólo podemos recordar un tanto. La MO es una de las mejores cosas que hacemos por nosotros mismos, así que queremos fijarla en la memoria. Por eso decimos que decir la impresión en voz alta ayuda a recordar la sesión. Si los momentos sensacionales no se proclaman, tienden a desaparecer. Compartir impresiones es un acto de rememorar; recordar que tenemos la capacidad de estar conmovidos o asombrados o simplemente felices. En otras palabras, es la razón por la que hacemos meditación orgásmica.

Cómo compartir una impresión

De la misma forma en que compartimos cualquier sensación, todo lo que hacemos cuando compartimos una impresión es externar los hechos de la experiencia. Trata de mantenerte alejado de los juicios de valor como "me sentí bien" o "me gustó" o "me sentí miserable" o "me hubiera gustado que no acabara jamás". En cambio, profundiza y habla de un momento determinado, una sensación en particular. Habla de los detalles de esa sensación única en términos de temperatura, presión, vibración y experiencias de amplitud o contracción. Por ejemplo:

"Hubo un momento en que me acariciaste y sentí un estallido cálido en mi clítoris que viajó a través de mi abdomen e irradió hasta mi pecho."

"En cierto punto a mitad de camino fue como sentir una chispa de electricidad estática proyectándose en tu clítoris y golpeando la palma de mi mano."

"Hubo un instante en el que todo mi cuerpo como que se contrajo en un incontrolable escalofrío."

La última razón por la cual compartimos impresiones tiene que ver con una de las principales recompensas de la MO: el aumento de la intimidad con tu pareja. Siempre me sorprende cuando hablo con los nuevos clientes de capacitación y descubro la poca comunicación que tienen durante el sexo. La comunicación *es* conexión. El diálogo honesto y revelador abre nuestro mundo interior para que otra persona pueda conocernos realmente a profundidad. Compartir impresiones flexibiliza el músculo de la intimidad, permitiéndole a tu pareja entrever lo que estaba pasando dentro de ti durante la práctica.

Como ya he mencionado, también está el hecho de que con más frecuencia de lo que se esperaría, según las estadísticas, nos encontramos con que teníamos exactamente la misma sensación que nuestra pareja durante la MO. Para los nuevos practicantes de la MO con un dejo escéptico (no tú, estoy segura), puede ser tranquilizador tener pruebas sobre lo que está pasando, incluso si se desafía la medida científica.

Lista de verificación de la MO

No importa lo simple que parezca la práctica, me parece que puede haber una sensación de desorientación y ansiedad por el desempeño durante los primeros días de la meditación orgásmica. De modo que aquí presento una lista de verificación para mantenerte concentrado, relajado y dentro de lo planeado. Mantén la lista a la mano en tus primeras sesiones de MO y consúltala tantas veces como lo necesites. Antes de que te des cuenta, comenzarás a sentir la práctica de la meditación orgásmica como algo muy natural en ti, y ya no necesitarás la lista.

Lista de verificación de la MO

Pedir la MO: Percibe lo que se siente en tu cuerpo mientras la pides.

Preparar el espacio: Crea el "nido" de mo para ti y tu pareja. Les viene bien un espacio acogedor y cómodo, no demasiado cálido y no demasiado frío, bien iluminado, pero no demasiado brillante. Asegúrate de que todas las distracciones (como los teléfonos celulares) estén alejadas y de preferencia en otro cuarto. Reúne lo que necesitarás:

- 3 o 4 almohadas
- un tapete de yoga o una cobija gruesa si la práctica es en el suelo
- lubricante
- toalla de mano
- cronómetro programado para quince minutos

Posicionarse: La receptora yace en medio de las almohadas con las piernas abiertas en mariposa. Quien acaricia se sienta a su derecha. Él apoya su pierna izquierda por arriba del cuerpo de ella y desliza la pierna derecha por debajo de sus rodillas. Su mano derecha se desliza debajo de sus nalgas como apoyo.

Observar: La persona que acaricia pone su atención en los genitales de la receptora, mirándolos hasta que logre verlos realmente. Después, él le describe brevemente a la receptora lo que ve, enfocándose en el color, la forma y la ubicación relativa.

Dar seguridad: Quien acaricia le dice a su pareja que va a iniciar el contacto. Un simple "voy a tocarte ahora" es perfecto.

Caricia lubricada: Quien se encarga de acariciar da una "caricia lubricada" con su dedo índice izquierdo, untando el lubricante desde el introito hasta el clítoris.

Acariciar: Quien acaricia comienza con una caricia corta y ligera como una pluma en el cuadrante superior izquierdo del clítoris con la punta de su dedo índice izquierdo. Acaricia tanto hacia arriba como hacia abajo, con más o menos presión, dependiendo de la retroalimentación que reciba de su pareja y lo que sienta en su propio cuerpo.

Comunicación: No hay que olvidarse de compartir sensaciones, pedir un cambio en la caricia o pedir retroalimentación.

Aviso de dos minutos: La persona que acaricia debe hacer que su pareja sepa cuando queden sólo dos minutos para el final, simplemente diciendo "dos minutos".

Afianzar: Una vez que la persona que acaricia anuncie el "tiempo", aplica presión a los genitales de su pareja utilizando las palmas de sus manos. A continuación, utiliza la toalla de mano para eliminar cualquier exceso de lubricante.

Intercambiar impresiones: Cada miembro de la pareja debe compartir un momento particularmente memorable de sensación que haya obtenido de la MO.

Acariciar para tu propio placer

Los primeros días de meditación orgásmica no siempre son fáciles para quien acaricia. Todos sabemos que el sexo es más complicado de lo que parece, y me temo que el *slow sex* no difiere en ese sentido. Aunque la instrucción parezca simple, el miedo y la inseguridad pueden, y a menudo lo hacen, afectar a ambas partes, sobre todo al principio. He probado todo tipo de tácticas, desde la alabanza profusa para revertir la psicología, con el fin de convencer a los nuevos estudiantes de que me crean cuando les digo que *todo está bien* y *que lo están haciendo excelente* (eso es cierto, ¡lo juro!). Curiosamente, el mayor éxito que he tenido se ha dado cuando le doy un pequeño consejo a quien se encarga de acariciar (de manera que su pareja también escuche, por supuesto). El consejo es el siguiente: en caso de duda, acaricia para tu propio placer, no el de ella.

Es extraño lo lejos que te puede llevar una pequeña dosis de egoísmo. En cuanto a los hombres, pareciera que esto les da permiso de bajarle al volumen de la voz que les dice: "No lo estás haciendo muy bien que digamos". Evita que él centre su atención en ella para detectar señales de un posible orgasmo (y luego lanzarse a la recriminación contra sí mismo si acaso ella no parece estar experimentando el nivel "adecuado" de placer), y, en su lugar, se enfoca en su interior. ¿Qué siente *él* en su cuerpo cuando la acaricia hacia arriba? ¿Cuando acaricia hacia abajo? ¿Cuando aplica más presión, o menos? ¿Cómo puede obtener placer para sí mismo de cada caricia que hace? Se sabe que este pequeño cambio de enfoque da lugar a un cambio radical en términos de su experiencia. De repente, los acariciadores se encuentran inundados por una sensación más grande de lo que nunca pensaron que fuera posible con ninguna actividad, por no hablar de alguna en la que aún tuvieran puestos los pantalones.

"Si mi pareja sólo está tratando de 'dar' placer mientras acaricia, siento como si alguien estuviera tratando de 'hacer' algo por mí. Eso no es tan agradable como cuando me acaricia tanto para su placer como para el mío. Creo que tiene que ver con lo atento que está a la sensación mientras hacemos la mo. Es de la misma manera en que puedes saber si alguien disfruta cocinando o si simplemente sigue una receta. El primer caso es para saborear; el otro, para consumir."

—Diana, 45 años

Curiosamente, las receptoras valoran esta instrucción tanto como sus acariciadores. Cuando ella sabe que él está centrado en su propio placer, se libera de cierta presión. La ansiedad del desempeño puede ser parte importante de los inicios de la práctica de la MO en una receptora. Nosotras las mujeres podemos vernos tentadas por el apego a los viejos hábitos de acrecentar nuestra experiencia, tratando de asegurarle que lo está haciendo bien; subimos el volumen, respiramos, gemimos y nos movemos de una manera que podría no ser totalmente genuina. Saber que él debe estar acariciando para su propio placer hace que sea más fácil despojarse de todo y enfocarse en la sensación pura, sin agregar nada.

Por supuesto, todo esto requiere práctica. Nadie tiene una primera MO "simplemente buena". Algunos son arrastrados por la felicidad orgásmica, otros no. Pero nunca me he encontrado con una pareja que no haya descubierto algo nuevo, inesperado y extraordinario. Después de tu primera sesión de MO es posible que no entiendas muy bien lo que acabas de experimentar, pero si acaso eres como mis alumnos, sabrás que no se parece a nada que hayas hecho antes.

También es probable que tengas dudas, montones de ellas. Así que antes de hacer cualquier otra cosa, permíteme abrir espacio para algunas preguntas y respuestas. En el próximo capítulo: Solución de problemas, vas a encontrar respuestas a la mayoría de las preguntas que te hayan surgido hasta ahora.

Cuatro

Solución de problemas

Cuando la gente me pregunta por qué elegí convertirme en maestra de sexo, me gusta inclinarme y susurrar: "¡El orgasmo me incitó!". En realidad, sólo estoy bromeando a medias. Fue precisamente la sensación que tuve cuando hice meditación orgásmica por primera vez lo que cambió todo, lo que alteró todo el curso de mi vida y me envió por el largo y sinuoso camino que me ha traído a donde estoy ahora. En primer lugar y ante todo, eso me dijo que los planes que tenía al momento de entrar al Centro Zen de San Francisco no iban a funcionar, ¿cómo iba a convertirme en un ser monástico después de lo que acababa de experimentar? No es que yo *supiera* lo que acababa de experimentar. Yo sabía que el suceso iba a cambiar mi vida de alguna manera, mucho más de lo que incluso podría haber imaginado en ese momento. Sabía que esta nueva versión del orgasmo ya había reconfigurado mi brújula. Sabía que tenía que tirar hacia *esa* sensación...

Pero ¿qué *era* esa sensación? Era algo como un clímax, pero no era un clímax. Era una especie de experiencia espiritual, pero no exactamente. ¿Cómo se suponía que debía tirar en aquella dirección por el resto de mi vida si no podía ni definirlo?

Mi mente no podía entenderlo, pero mi cuerpo lo sabía. Esta misma desorientación inunda dulcemente la habitación cuando mis estudiantes regresan de su primera sesión de MO. Es como si hubieran madurado en esos quince minutos; ya están abiertos y blandos. Eso no quiere decir que todos estén flotando en una nube de felicidad orgásmica: algunos de los hombres mantienen la espalda baja en una postura desgarbada, preguntándose cómo aliviar esa posición. Algunas de las mujeres tienen ya la mano levantada, preparadas para argumentar que la caricia debería ser más firme, más larga o en un lugar diferente.

Sin embargo, no hay en el salón ninguna cara lívida. Todos parecen estar iluminados desde dentro, sus rosadas mejillas y sus ojos brillantes delatan que algo totalmente nuevo acaba de ocurrirles. Lo reconozco porque es lo mismo que me pasó a mí años atrás.

Por desgracia, ya que técnicamente soy la maestra de sexo, ellos quieren explicaciones.

"Fue sólo su dedo sobre mi clítoris... ¿por qué fue tan diferente?"

"¿De dónde viene esa... electricidad...?"

"Sólo dínoslo", suplican, "¿qué *fue* eso?"

El problema es que, incluso después de todos estos años, incluso después de enseñar esto a cientos de alumnos, todavía no sé cómo contestar a esa pregunta. Todo lo que sé es que es algo, y que llegar a enseñar ese "algo" es mucho más divertido que estar en un monasterio zen.

Por suerte para mí, luego viene una estampida de preguntas logísticas, y ésas son las que puedo responder muy bien. Tú también puedes tener algunas. Así que déjame compartir contigo algunas de las preguntas frecuentes, que tienen *respuesta*, primero para ella, luego para él y finalmente para los dos juntos.

Solución de problemas para ella

Yo no llegué al clímax. ¿Eso está bien? Pongo este ejemplo primero porque no importa cómo lo llamemos, si tiene "sexo" en el título, suponemos que debe ser sobre el clímax. Para muchas mujeres, la cuestión del clímax ha estado burbujeando tras bambalinas durante años, y la meditación orgásmica sólo se torna en la llama. No se trata sólo de que quieran un clímax, que lo quieren, sino que desean saber si no tienen alguna disfunción. Quieren cerciorarse de que no les haga falta ninguna capacidad vital que tengan otras mujeres y, al parecer, también la mayoría de los hombres con facilidad y sin esfuerzo. Temen que la falta de clímax sea equivalente a la ineptitud sexual, y el hecho de que no hayan tenido un clímax durante su primera MO ha demostrado una vez más su deficiencia.

Así que aquí están los hechos: muchas mujeres *no* llegan al clímax ni "tocan el cielo", durante la meditación orgásmica. Esto no quiere decir que esté prohibido, o que sea malo o que haya algún problema si tú *alcanzas* el clímax durante la sesión; algunas mujeres, de hecho, lo hacen. Pero es una especie de ni de aquí ni de allá. El objetivo de la práctica, si es que existe, es simplemente sentir la caricia y la sensación que genera. Estás aprendiendo cómo fijar la atención en la sensación de la energía orgásmica en el cuerpo. Como resultado, tienes la oportunidad de sentir realmente tu propio deseo sexual de una manera en que pocos tienen oportunidad de hacerlo. En cuanto al temor de sentirse frustrada por la falta de un clímax, el segundo último paso de la práctica —el momento de afianzar— está diseñado específicamente para reintegrar la energía sexual que se ha acumulado a lo largo de la MO, de modo que "la frustración sexual" no es un problema. "Estaba tan excitada durante la MO que me preocupé cuando él dijo 'dos minutos' y yo no me había venido", me dijo hace poco una alumna nueva. "Tenía miedo de terminar sintiéndome insatisfecha y caliente por el resto del día. Pero cuando él me afianzó, fue algo mágico. Todavía me sentía excitada, pero al mismo tiempo todo el asunto se percibía como completo. Era como si él me hubiera preparado para ponerme en camino." Si tu pareja realmente se toma el tiempo para afianzarte, dejarás la sesión sintiéndote viva, casi electrificada con la energía sexual, y en absoluto frustrada.

Cuando hablamos de energía sexual, muchas mujeres, de hecho, opinan que prefieren *no* llegar al éxtasis durante la meditación orgásmica, porque disfrutan cómo la MO *sin* clímax aumenta su energía sexual. Si bien el sexo tradicional gira en torno a expiar o deshacerse del "exceso" de energía a través del clímax, la MO es una forma en la que podemos *construir* la energía. Decir que la mayoría de las mujeres hoy en día no sabe qué se siente tener una reserva de energía de la cual echar mano en cualquier momento es inexacto. Siempre sentimos que estamos pendiendo de un hilo. Ponemos tanta energía en nuestros hijos, nuestras familias y nuestros puestos de trabajo, que no nos queda mucho de sobra al final del día. El sexo a menudo se siente como uno más de esos elementos que nos absorben la energía. En este sentido, la meditación orgásmica puede ser una revelación: ¿Quieres decir que realmente puedo usar el sexo para *generar* energía? ¿Puedo usarlo para aumentar mi capacidad? La respuesta es un gran y entusiasta SÍ. La MO nos da la oportunidad de volver a llenar nuestro tanque. La energía que obtenemos de ella puede utilizarse más adelante para alimentar nuestra experiencia cotidiana, para hidratarnos de manera que todo lo que hagamos quede impregnado de placer, del trabajo al yoga y del yoga (sí) al sexo.

"Antes de que empezáramos a hacer meditación orgásmica, yo siempre evitaba el sexo porque lo sentía como un trabajo. Pero algo ha cambiado, y ahora veo cómo el sexo está integrado en nuestra relación. Es algo que quiero hacer, en lugar de algo que sienta que debo hacer."   —Tara, 35 años

No me podía concentrar porque odiaba que él estuviera hurgando..., ya sabes, ahí abajo. Te sorprenderías del gran problema que esto representa para una gran cantidad de mujeres. Como se discutió previamente, la meditación orgásmica puede sacar a relucir toda una vida de pena y vergüenza con respecto a nuestros genitales. La buena noticia es que también puede *sanar* esa falta de aceptación de nuestros genitales. Muchas de las estudiantes nuevas cuentan que la experiencia de ser mirada sin juicios por su pareja es en sí misma como un cambio en la vida, igual que todo lo que la caricia misma puede hacer. Mientras tanto, si sientes mucha resistencia ante la idea de ser observada tan de cerca, intenta con el siguiente par de consejos para ayudarte a superar la aversión de tener la vagina a la vista:

- **Ve y depílate el área del bikini.** Por favor, no confundas lo que quiero decir aquí: no hay absolutamente nada de malo con el aspecto natural. El énfasis en el "ve y depílate el área del bikini" recae en la parte de "ve y hazte". Lo que vas a descubrir mientras yaces sobre la mesa totalmente exhibida es cuán inadvertido pasará tu coño para la mujer que te aplica la cera. El descubrimiento de que, para algunas personas, un coño es un coño fue una revelación para mí. Los profesionales de la depilación han visto cientos como el tuyo. El tuyo no es menos bello, ni tiene un aspecto menos extraño, ni es más feo ni menos digno de desviar la mirada que el de cualquier otra persona. A pesar de las sutiles señales sociales que nos dicen que mantengamos nuestros coños ocultos, con sólo una depilación descubrirás que, al menos para una persona en el mundo, tus genitales no son la gran cosa.
- **En caso de duda, nombra tus temores.** Habla con tu pareja acerca de tus preocupaciones. Hay algo respecto a la comunicación que tiene el poder de romper incluso el temor más insuperable. No estamos tratando de hacerlo sentir culpable para que proclame que tus partes son las más bonitas que haya visto —aunque bien podría decir precisamente eso. No, el asunto tiene que ver más contigo que con él. Al igual que nombrar tus sensaciones, nombrar

tus temores tiene un efecto mágico. A veces el temor se disuelve al contacto, como si le echaras agua a la Malvada Bruja del Oeste. En otros casos, el temor seguirá allí, pero hay algo en admitirlo en voz alta que te da una mejor idea de lo que tienes en contra. Para dominar tu miedo, nómbralo, como dicen por ahí.

No podía sentir nada. Cuando empecé a hacer meditación orgásmica, mis sesiones siempre comenzaban de la misma manera. Mi pareja me decía que iba a poner su dedo en mi clítoris, y luego yo esperaba. Esperaba sentir su dedo, esperaba sentir su caricia. Esperaba y esperaba... y esperaba. Quince minutos más tarde, la única impresión que era capaz de comunicar era una cuidadosa descripción de lo que se sentía como un entumecimiento. Después de una vida entera buscando más intensidad para conseguir más sensación —y sí, años de usar el vibrador—, mi cuerpo era adicto a la presión. Sin ella, no podía sentir nada.

Me tomó —y es vergonzoso incluso admitirlo— casi *tres años* antes de que la cálida luz de la atención comenzara a romper los icebergs de mi cuerpo y yo pudiera comenzar a sentir de nuevo. Literalmente, la descongelación me tomó más tiempo del que a nadie con quien haya trabajado. Así que si tienes dificultades para averiguar qué es todo esto de "percibir la sensación", no te preocupes. ¡No estás sola! Después de una vida de tanto subirle al volumen, en términos de presión y velocidad, para tener más sensación, la mayoría de nosotras simplemente no está calibrada para registrar una caricia que sea ligera y lenta. La buena noticia es que, en este caso, la práctica hace al maestro. Con el tiempo, y con la aplicación de la atención pura y limpia a la sensación de su dedo en nuestro clítoris, nuestros cuerpos comienzan a descongelarse. Empezamos a ablandarnos; empezamos a sentir. Unas cuantas sesiones de meditación a partir de ahora y podrás esperar ver algunas grietas en el hielo, y luego, grandes trozos flotando. Las cosas se están aflojando, y pronto puede aparecer un pequeño atisbo de sensibilidad. Quizá sea sólo una caricia, sólo una pequeña caricia, pero la sensación es *tuya*. Tu atención y tu deseo se han asomado desde su escondite, y ahora sabes que es posible.

Así que siempre les doy a mis nuevos estudiantes la instrucción de intentar sentir una caricia, tan sólo una caricia, durante una sesión. Si puedes sentir una, el resto vendrá con el tiempo. Incluso para los practicantes avanzados, el sentido de una MO es ser realmente capaz de sentir una caricia, sólo una. Todo lo demás es la cereza del pastel.

Mientras tanto, intenta lo siguiente:

- **Enfócate en lo que tú sientes.** Como lo descubrí en mis primeros días en esto, el entumecimiento es también una sensación. ¿Cómo la describirías?
- **Nombra una cosa, sólo una, que puedas sentir.** ¿Un cosquilleo? ¿Una sensación de calor? ¿Un cierto movimiento? El éxito aquí es sentir lo que sea, y comunicar ese sentimiento sólo lo magnifica.
- **Pon atención a tus genitales.** Si los pensamientos de fracaso o la ansiedad del desempeño entran en tu mente, sigue llevando tu atención a tu clítoris. Eso es lo único que tienes que hacer aquí: recostarte, relajarte y mantener tu atención en el punto de contacto entre su dedo y tu clítoris. No hay experiencias correctas o incorrectas en la MO.
- **Pide más presión.** Aunque no queremos llegar a ser dependientes de la presión, a veces puede ayudar pedirle a tu pareja que la aumente hasta que tú *sientas,* luego retrocede lentamente. Observa el punto en el que pasas de la sensación al entumecimiento de nuevo. Ése es el límite en el que estás funcionando, con el tiempo comenzarás a ver que ese límite llega a niveles más y más bajos de presión, lo juro.

- **Habla con tu pareja.** Es posible que a él se le esté dificultando encontrar el lugar correcto; ¡ayuda al pobre hombre! Prueba la MO de mapeo del clítoris (página 152) y observa dónde tienes más sensación en torno a tu clítoris.
- **Tómate un descanso.** Cada ocasión de MO y cada practicante son diferentes. En algunas sesiones puedes esperar sensaciones increíbles, mientras que en otras no sentirás tanto. Aquí no existe lo "perfecto", la variación es parte del acuerdo. Ve si en cada MO puedes encontrar algo en particular para disfrutar. Tal vez la sensación de ser atendida y cuidada por tu pareja. Tal vez la experiencia de que te miren los genitales sin hacer juicios. Encuentra un solo punto de placer que puedas nombrar y habrás tenido éxito.

Ay, sentí algo. Se llama dolor. El clítoris es el punto más sensible en el cuerpo femenino. Aunque nos encantaría pensar que sus ocho mil terminaciones nerviosas sólo recogen la sensación de placer, el hecho es que en algunos casos también captan el dolor.

La hipersensibilidad es algo que muchas mujeres experimentan en algún punto de su práctica, especialmente al principio. Algunas somos más sensibles que otras. Una caricia directa en nuestro clítoris puede ser exquisitamente placentera para algunas, no obstante, para otras puede enviar a cada nervio del cuerpo un estremecimiento como de alarma de incendio. Las mujeres que experimentan la caricia de manera dolorosa han equiparado la sensación con la de ser rosadas por un vidrio roto, o con tener la punta de un cuchillo muy afilado clavada en el clítoris; es decir, nada que desees volver a sentir jamás. Sin embargo, muchas mujeres que han sentido dolor durante su MO siguen practicando. Una de nuestras maestras estrella de *slow sex* ha tenido la experiencia del dolor como parte de su práctica en años. Lo que esto le enseñó fue una lección que tenía que aprender en la vida, así como el sexo. "Yo solía pensar que el dolor significaba que había algo malo en mí. Tenía miedo de pedirle a mi pareja que se fuera con más tiento", dice. "Pero el dolor era tan intenso que al final no tenía otra opción. Para mi sorpresa, él estuvo muy agradecido cuando le pedí que hiciera un ajuste. Vi que realmente quería complacerme, mucho más de lo que me hubiera dado cuenta jamás."

Mientras que para ciertas personas el dolor es fisiológico —algunas de nosotras simplemente tenemos el clítoris altamente sensible—, también he escuchado a los estudiantes hablar de un dolor que más tarde creyeron que era psicológico. Una alumna hace poco relató cierto dolor inesperado durante la práctica. "Todo había ido bien durante semanas, pero un día mientras hacíamos la MO, fue como si él estuviera frotando grava en mi clítoris. Pensé: '¿Qué está pasando aquí?'. Le pedí que cambiara la caricia y la situación mejoró, pero todavía estaba asombrada. Llevé mi atención de nuevo a la caricia, y de pronto una ira comenzó a emerger. Cuando observé el hecho más de cerca, me di cuenta de que seguía enfadada por algo que me había mandado por correo electrónico unos días antes. En realidad no era un gran problema, pero yo no le había dicho que su comentario me había dolido un poco. Después de la MO, le pregunté si podíamos hablar, y le hice saber lo que estaba pasando. Fue un momento muy íntimo. Cuando hicimos de nuevo la MO, el dolor se había ido."

Algunos estudiantes van más allá y afirman que el dolor parece señalar algún tipo de nudo psíquico que necesita ser resuelto. Si se quedan con el dolor, como una especie de proyecto de investigación, a menudo hay un descubrimiento del otro lado. Esto no quiere decir que tú *debas* alimentar tu dolor. Cuida de ti misma, toma un descanso de la MO por uno o dos días, o pídele a tu pareja que cambie la caricia, conforme lo necesites. Después de todo, la MO se trata de disfrutar. Pero al mismo tiempo, el dolor del clítoris no tiene por qué ser una razón para dejar de hacer la MO. Aquí se enlistan algunos remedios comunes para trabajar con el dolor:

- Pídele a tu pareja que acaricie más ligeramente o más lentamente, o ambas cosas, hasta que el dolor disminuya.

- Pídele que inicie la sesión acariciando por encima del capuchón del clítoris en lugar del clítoris mismo. A medida que el orgasmo comience a formarse, le puedes pedir que se traslade lentamente debajo del capuchón, si lo deseas.
- Si algún movimiento se siente demasiado doloroso, pídele a tu pareja que coloque su dedo suavemente en el clítoris y lo mantenga allí. Luego, una vez que te sientas cómoda, puedes pedirle que te empiece a acariciar de nuevo, muy lentamente. Pero siéntete en la confianza de pedirle que vuelva a la quietud en cualquier momento.
- Pídele a tu pareja que acaricie el lubricante en lugar de directamente tu clítoris. Ésta puede ser una manera sensacional para practicar en cualquier momento, pero es útil, sobre todo, si hay dolor o sensibilidad en el clítoris. Quien acaricia habrá de colocar una porción de lubricante sobre el clítoris, y luego acariciar el propio lubricante con suavidad sin hacer contacto directo con tu clítoris.
- Investiga en tus adentros cuál es la fuente del dolor. ¿Hay algo no dicho entre tú y tu pareja? ¿Hay alguna razón por la que podrías estarte resistiendo a la práctica hoy?
- Sé amable contigo misma. El dolor puede ser una parte natural del proceso de la meditación orgásmica para algunas mujeres: *no hay nada malo contigo*. Toma esto como una oportunidad para practicar pidiéndole a tu compañero que te dé lo que necesitas y deseas. El ponerse en contacto con nuestro propio deseo es uno de los objetivos principales de la práctica; ver a dónde quiere llevarte.

He pasado por un trauma sexual. ¿Debo practicar la MO? Ésta es una pregunta personal muy delicada. Y dada la gran cantidad de mujeres que han experimentado un trauma o abuso sexual a lo largo de sus vidas, también es muy común, como te podrás imaginar, que surjan muchos pormenores durante nuestros talleres para principiantes de *slow sex*. Mi primera recomendación para cualquier persona que esté trabajando con un trauma sexual es acudir a un terapeuta o psicólogo autorizado que tenga experiencia en esa área específica. Por otra parte, muchas mujeres que encuentran su camino en la meditación orgásmica ya han pasado un tiempo en la terapia tradicional y están buscando una manera más vivencial para sanar. Para estas mujeres, sólo puedo decir que muchas han encontrado la paz y el renacimiento a través de esta práctica. Muchas de las estudiantes indican que la naturaleza estructurada de la MO ofrece una sensación de relajación que no suele encontrarse en el sexo convencional más abierto. Tú sabes exactamente qué esperar de la MO: son sólo quince minutos por sesión, y es sólo una caricia. No hay presión para llegar al clímax ni complacer a tu pareja en el camino, todo lo que tienes que hacer es prestar atención a tu propia sensación. Sin embargo, eso no quiere decir que hacer MO no pueda suscitar emociones y recuerdos difíciles. Si acaso te descubres haciendo frente a situaciones dolorosas durante la MO, aquí hay algunas pautas para tenerlas en cuenta:

- Recuerda que tú tienes el poder para poner fin a la MO en cualquier momento. Si surgen sentimientos incómodos o se despierta el recuerdo de un trauma durante la sesión, comunícaselo a tu pareja. Siéntete libre de pedirle que reduzca la velocidad o se detenga por completo.
- Permítete sentir y expresar cualquier emoción que estés teniendo. A medida que la MO descongela nuestros sistemas bloqueados, pueden surgir poderosas emociones de todo tipo. La práctica es lenta y tan deliberada que nos encontramos con que no podemos presionar más allá nuestras emociones de la misma manera en que a veces nos es posible hacerlo durante el sexo. Por esta razón, muchas mujeres hablan del llanto que las invade en sus primeros

meses de MO, ya que se permiten advertir las sensaciones, tanto físicas como psicológicas, que no han sentido en mucho tiempo. No estás sola, esto es parte del proceso y puede ser increíblemente dulce dejar que todo salga. Deja que tu pareja contenga el espacio mientras tú permites que la emoción fluya.

- Lleva el proceso a tu favor, pero sin exagerar. Tómate el tiempo para conocer tus propias limitaciones. En cada MO, ten la disposición para recogerte en ella, pero no vayas más allá. Hay un punto ideal de placer allí, justo en el margen. Ten la disposición de probarlo.

- Mantente en comunicación con tu pareja a lo largo de la MO. Hazle saber qué sensaciones sientes, sean emocionales o físicas. Y de nuevo, sé benévola contigo misma. Este trabajo requiere un cierto grado de valor por parte de todos nosotros; reconocer que no siempre va a ser fácil y tomar las cosas con calma.

¿La MO no hará que el sexo sea menos especial si la practicamos todos los días? Ésta es una pregunta que surge en casi cada taller de *slow sex*, pero sólo por parte de las mujeres. (Este pensamiento, literalmente, nunca cruza la mente de un hombre.) Para las mujeres todo está conectado. Cuando un hombre entra en nuestro cuerpo, al mismo tiempo entra en nuestro corazón, nuestra cabeza y nuestro espíritu. Debido a esto, el sexo se ha convertido, para nosotros, en un asunto muy importante. La idea de experimentar el orgasmo tal cual es —sin el romance, el ojo que mira, la seriedad, todo lo que se ha convertido en un prerrequisito para nuestra idea de lo que es el "buen sexo"— es difícil de entender para las mujeres en un primer momento.

Como resultado, mantenemos el orgasmo escondido en el armario la mayor parte del tiempo, porque es *especial*. Creemos que estamos haciéndonos un favor, que al retener la deliciosa sensación del sexo, de alguna manera estamos intensificando el placer recibido cuando lo tene-

mos. Esto se remonta al condicionamiento que hemos recibido acerca de mantener el hambre a raya. Si disfrutamos del orgasmo todos los días, ¿en qué nos convertiríamos? Por lo menos, ¡dejaríamos de disfrutarlo tanto! El mismo argumento puede aplicarse al hecho de comer chocolate, o gastar un poco más en comprar flores para nuestro escritorio, o reservar tiempo para hacer algo que nos gusta todos los días.

La suposición que estamos haciendo es que si experimentamos el orgasmo todos los días, con el tiempo su carácter especial disminuirá. Pero en mi experiencia, este supuesto es falso. Una de las cosas que aprendemos cuando empezamos a hacer MO es que mientras mayor conciencia tenemos sobre las cosas, mayor belleza podemos ver en ellas. Las cosas con las que nos relacionamos revelan sus secretos para nosotros. Deja que el sexo salga a jugar, conoce un poco más cada día, y te juro que la sensación aumentará, en lugar de disminuir.

> "Entre más hacemos meditación orgásmica, más puedo sentir que me abro al orgasmo. No tenía ni idea de la cantidad de energía que había dentro de mí."   —Kristie, 28 años

Solución de problemas para él

Entonces… ¿cuándo me toca a mí que me acaricien? Chicos, si de pronto se preguntan por qué querrían pasar quince minutos acariciando a sus parejas sin obtener nada a cambio, no son los únicos. Lo admita o no, cada nuevo acariciador en cierto momento se ha preguntado si es un tonto de primera como para aceptar hacer algo tan ridículamente unilateral como la MO. Y no son sólo los hombres quienes notan esta inequidad. Más o menos a las dos horas de haber empezado el taller de *slow sex,* la pregunta de "¿Qué hay para él?" comienza a borbotear en las *mujeres*. Sí, las mujeres son proclives a desatar un infierno en representación de los hombres, preguntándose cómo se supone que ellas disfruten de la generosidad de la MO sabiendo que los hombres están prácticamente consumiéndose de inanición sexual.

Nunca he tenido una mejor respuesta que ésta: empieza con la caricia y ve qué pasa. Sé que va en contra de todas nuestras ideas preconcebidas sobre el sexo y las relaciones, pero el acariciador experimenta el orgasmo tanto como lo hace la receptora durante la MO. ¿No me crees? Tomemos el ejemplo de una de mis alumnas, Jennifer, una chica lesbiana. Cuando empezaron con la MO, ella recibía y su pareja la acariciaba. Más tarde decidieron intercambiar lugares.

"La primera vez que tomamos el taller y decidimos que ella me acariciara, tengo que admitir que pensé que estaba recibiendo la mejor parte del trato", dice. "En el taller la instructora dijo que quienes acariciaran sentirían el orgasmo tanto como las receptoras, pero yo no entendía cómo podía ser eso.

"Unos meses más tarde decidí que quería que ella también tuviera la experiencia de ser acariciada, así que le dije que quería intercambiar lugares durante un tiempo. Lo hacía sólo por ella. Era básicamente un acto altruista. Pero en el momento en que toqué su clítoris, fue como si mi dedo fuera una válvula y el orgasmo pasara a través de él y me llenara el cuerpo entero. Tuve exactamente la misma sensación que cuando ella me acariciaba, con la diferencia de que al ser acariciada todo se concentraba en mis genitales. Era como si estuviera siendo impactada por una cálida ola. Tuve que concentrarme para seguir acariciándola porque lo único que quería era sentir el orgasmo."

Ahora bien, si eso suena inverosímil (y lo es para muchos hombres, sólo hasta que lo experimentan por sí mismos), entonces considera algunas otras razones que podrían ser viables. Puede ser el hecho de que la atención que desarrollas tiene la capacidad de transferirse a cada aspecto de tu vida y tu relación. Tal vez es la confianza y la satisfacción que provienen de saber que estás haciendo que tu mujer se venga cada vez que la acaricias. Quizá sea porque las caricias aumentan el apetito sexual, que es lo que la mayoría de ellas afirma, así que los hombres tienen mujeres más excitadas en sus dormitorios. ¿Quién sabe? Todo lo que puedo decir es que los hombres (y mujeres acariciadoras) al parecer quieren seguir con esa "aburrida" práctica que "sólo se trata de ella", así que ha de haber algo más por ahí de lo que se ve a simple vista.

Fue más difícil de lo que creí y no sabía si lo estaba haciendo de la manera correcta. Una vez que los hombres están listos para comenzar la práctica, la primera duda que surge es cómo saber si lo están haciendo bien. Cuando se trata de sexo "real", las señales que un hombre aprovecha para saber si está complaciendo a su pareja son principalmente visuales (puede verla moverse de manera sexy) y audibles (puede oírla gemir, respirar agitadamente e incluso escucharla decir lo bien que se siente).

Sólo para que conste, éstas son las señales más fáciles de confeccionar, digámoslo así, para una mujer.

Y, al principio, ninguna de ellas se manifiesta particularmente durante la MO. En la MO, la única instrucción para las mujeres es sentir la caricia; sentir cómo el orgasmo se está expresando en su cuerpo. No hay ninguna expectativa de desempeño ni necesidad de tranquilizar, por medio de señales auditivas o visuales a quien la acaricia sobre si está haciendo bien las cosas. Lo único que ella hace es sentir. Para ella, ésta puede ser una experiencia liberadora.

Para él, se puede sentir como si alguien hubiera apagado todas las luces.

Así las cosas, la instrucción que les doy a los novatos cuando dan esta caricia es que mantengan la atención en los genitales de su pareja y vean si hay signos de orgasmo allí. ¿Sus labios se están hinchando y oscureciendo? ¿Su vulva está más lubricada? ¿Puedes ver sus genitales contrayéndose o vibrando? Todos éstos son signos de que "estás haciendo bien las cosas". Con el tiempo, se desarrollarán señales más obvias: conforme su orgasmo comience a franquear el paso, se puede esperar que ella empiece a respirar más profundamente e incluso a gemir de placer. Pero incluso si su excitación no es audible, no hay que preocuparse. A veces el orgasmo más poderoso es totalmente mudo. De hecho, una de las maneras de acceder a la sensación orgásmica más profunda posible es acallando el cuerpo y la voz.

Con el tiempo, la idea es que la persona que acaricia empiece a sentir, a través de las sensaciones en su propio cuerpo, si el orgasmo se ha encendido entre ellos. Los hombres que llevan mucho tiempo acariciando afirman que hay sensaciones de electricidad cuando el dedo toca el clítoris, la sensación de un líquido caliente que fluye a través de sus propios cuerpos, un cosquilleo de pies a cabeza y, por supuesto, la excitación sexual en sus genitales. Todas éstas, y muchos otras sensaciones, pueden ser indicios de que las cosas van tal como se supone que deben ir. Pero no te preocupes si al principio no eres capaz de sentir mucho en tu propio cuerpo. Éste es un proceso de aprendizaje. Cuanto más practiques la meditación orgásmica, más sensación puedes llegar a tener.

Y cuando todo lo demás falle (o incluso si no falla), ahí está tu viejo recurso: la comunicación. Hazle a tu pareja preguntas de formato sí o no con respecto a la dirección, la velocidad y la presión. Deja que ella te guíe hacia lo que la hace sentir bien. Te sorprenderás de cuán a menudo el resultado es que tú mismo también comienzas a sentirte bien. Sólo recuerda, toda esta empresa es un proceso de ensayo y error. Se trata de la conexión misma. Incluso si sólo sientes una de las caricias que le hagas, estarás en el camino correcto.

No pude encontrar su punto (o encontré su punto, pero luego desapareció). En la mayoría de las mujeres, el lugar que estás buscando es ese pequeño cuadrante superior izquierdo de su clítoris (aunque, por supuesto, como todo en la naturaleza, cada mujer es diferente. No te preocupes: la MO de mapeo del clítoris en el próximo capítulo te ayudará a encontrarlo, dondequiera que se esconda). Hay tanto poder en ese pequeño punto, que muchos de quienes acarician descubren que en realidad se siente una especie de "clic" o de "aterrizaje" al tocarlo. Sí, estamos de vuelta allí, en la intuición. En este caso, estás dejando que el clítoris te diga dónde quiere que lo acaricien. Sin embargo, percibir esa sutil sensación requiere de práctica, así que no te sorprendas si al principio te cuesta trabajo. La buena noticia es que la mayoría de las mujeres afirma que ser acariciadas es placentero incluso si el hombre no llega a encontrarles el punto, y la mayoría de quienes acarician finalmente lo encuentra. Un nuevo practicante de MO describe el punto de su pareja como un "imán de dedos": es como si el punto mismo atrajera hacia sí el dedo. Mi mejor consejo es dejar de lado las expectativas y permitirte sentir a tu manera. Pero si crees que te sentirás mejor con un poco de adiestramiento, esto es lo que puedo ofrecerte:

- **Mira de cerca.** Tira de su capuchón hacia atrás y ve si puedes localizar su clítoris visualmente. Éste a menudo se ve como un pequeño bulto redondo, de color rosa, más intenso que la piel que lo rodea. Si puedes verlo, tendrás una mejor idea de dónde poner tu dedo mientras exploras en busca del punto. En este caso, dos sentidos pueden ser mejores que uno.
- **Comienza poco a poco.** Tómate tu tiempo para pasar el dedo a lo largo y alrededor de su clítoris, buscando el punto antes de hacer conexión. Encontrar el punto es una forma de arte, así que deja que su cuerpo te hable a través de las sensaciones que tienes tú.
- **Inténtalo y vuélvelo a intentar.** Si encontraste el punto y luego lo perdiste, empuja el capuchón del clítoris hacia atrás e inténtalo de nuevo. Es completamente normal que su clítoris se retraiga a

veces a lo largo de la sesión de MO, así que ni te aflijas. Sólo hay que poner el dedo de nuevo en el interior del capuchón y explorar otra vez.

- **Acaricia ligeramente.** Un estudiante dice que esta maniobra es como "tentar al gato con un tazón de leche para que salga de debajo de la cama". A veces, si aligeras la caricia, el clítoris realmente sale a tu encuentro. Sucede que, a medida que su excitación se aviva y los genitales comienzan a hincharse, su clítoris suele ponerse erecto y coincidir con el dedo sin esfuerzo alguno de tu parte.

- **Pide retroalimentación.** Deja que tu pareja te guíe a donde ella se sienta bien. A menos que le esté costando trabajo sentir su clítoris —lo cual puede ser el caso en un principio, como ya lo hablamos antes—, ella podrá decirte si te estás acercando o no. Asegúrate de plantear las preguntas en formato de sí o no ("¿Quieres que vaya un poco hacia la izquierda?") para que así pueda contestarte fácilmente y sin desconectarse de su experiencia.

Tengo miedo de hacerle daño. Los hombres han sido condicionados para ver a las mujeres como delicadas, sobre todo en lo que respecta a nuestras partes privadas. Y es cierto, nuestro clítoris puede ser sensible, y la sensibilidad a veces puede tornarse en dolor. Pero para aquellos hombres que vienen a nuestros talleres de *slow sex* preocupados porque se sentirán como toro bravo en una cristalería "ahí abajo", sólo tengo una cosa que decir.

Nosotras echamos al mundo a los bebés por ahí.

¿De acuerdo? No hay casi nada que puedas hacerle con la punta de tu dedo, que vaya a causarle un daño permanente. Incluso si ella se siente dolorosamente sensible ese día, una caricia no va a matarla, tan sólo te pedirá que la acaricies con mayor suavidad y eso será todo. ¿Sigues preocupado? Hay dos ejercicios más reveladores que quiero darles a los acariciadores aprensivos. El primero utiliza los movimientos que aprendimos en el paso de "afianzar" de la práctica de la MO. Con el consentimiento de tu pareja, presiona tus manos firmemente contra sus genitales, como si estuvieras afianzándola después de una MO. A medida que presionas, pregúntale si puede aguantar más presión. Si dice que sí, presiona con más fuerza. Continúa de esta manera hasta que ella diga que ha llegado al límite de la presión que puede resistir. Quizá descubras que tus brazos se rinden antes que su coño.

La segunda práctica que me encanta para este propósito es asir los labios menores de la pareja y tirar de ellos suavemente. Poco a poco comienza a jalar con más firmeza, pídele a tu pareja que te diga en qué punto siente la primera punzada de incomodidad. En casi todos los casos que he visto, quienes acarician se han sorprendido al descubrir cuánto pueden jalar antes de que ella sienta la primera punzada de dolor. ¡Somos más resistentes de lo que parecemos!

El lubricante estaba fuera de control. Es cierto: se necesita un poco de práctica para mantener el lubricante donde tú quieres y *sólo* donde tú quieres. El problema no es sólo de pulcritud; demasiado lubricante en los lugares equivocados, y quien acaricia se va a encontrar en apuros para mantener el capuchón hacia atrás lo suficiente para que el clítoris se asome. El secreto de dominar el lubricante es doble: en primer lugar, sé juicioso. Comienza con una pequeña gota y aumenta a partir de ahí si es necesario. Siempre se puede recurrir a un mayor volumen a mitad de la MO si se requiere. En segundo lugar, asegúrate de que la primera vez que le des la "caricia lubricante", lo apliques desde la abertura vaginal hasta su clítoris, pero no más allá (ver ilustraciones en la página 96, 97). Trata de evitar la aplicación por *encima* del clítoris, en el capuchón mismo, o tendrás dificultades para mantener la mano firme a medida que jalas hacia atrás el capuchón para acariciar.

Por último, nunca está de más tener una toalla extra a la mano, por si acaso tienes que limpiarla y comenzar de nuevo. Que no te dé vergüenza, hombre. Sin pena en lo absoluto.

Estar sentado en esa posición durante quince minutos es realmente incómodo. A menos que seas un yogui experto, probablemente te tomará algún tiempo acostumbrarte a la postura de la caricia. La buena noticia es que cada vez que la haces se vuelve más fácil. Mientras tanto, he aquí un repaso sobre cómo hacer que la postura sea lo más cómoda posible:

- Asegúrate de tener un buen soporte, que tus rodillas estén bien apoyadas y que tu espalda esté recta. Al principio puede ser útil preparar varias almohadas extra para el nido de la MO, de forma que puedas ajustar tu postura en el transcurso, si es necesario.
- Considera hacer tu práctica con la espalda contra la pared. Algunas personas encuentran la postura más cómoda si tienen algo en qué recargarse.
- Descansa el codo del lado con el que vas a acariciar en tu rodilla izquierda, y trata de no flexionar la muñeca. Ambas maniobras evitarán la fatiga del brazo.
- Asegúrate de que las piernas de ella no estén descansando sobre tu pierna derecha. Si hay alguna presión en esa pierna, existe una gran posibilidad de que se te entuma por varios minutos después de haber terminado la MO.
- Durante la MO presta atención a lo que estás sintiendo en la parte superior de la espalda, hombros y brazos. Los novatos tienden a concentrarse tanto en la caricia que no se dan cuenta de que sus cuerpos se van congelando. Así que obsérvate mientras acaricias. Si te sientes tenso, rígido o tieso, respira profundamente y relájate.

- Si la posición es tan incómoda que no te puedes concentrar, no dudes en interrumpir la MO para hacer ajustes de postura. Es mejor hacer una pausa que sentirte miserable todo el cuarto de hora.

Yo no tengo habilidad en la mano izquierda. Esto es algo que escuchamos mucho de los practicantes diestros, sobre todo al principio. La indicación de usar la mano izquierda es sólo práctica: estás acariciando el cuadrante superior izquierdo de su clítoris, y es más fácil alcanzarlo si estás sentado a su derecha y acariciando con tu mano izquierda. No te ofusques si se siente un poco incómodo al principio; igual que la postura, es una de las cosas a las que te acostumbrarás con el tiempo.

A ella parecía gustarle un poco más de la cuenta. Temo que nunca vaya a querer tener sexo de nuevo. Ésta es una preocupación que oímos a menudo, y con razón. Si eres como la mayoría de los hombres, tal vez estés lidiando con un sentido de escasez respecto a la cantidad de sexo que están teniendo. Es natural preocuparse porque si cedes algo de tu tiempo de exposición del coño de tu mujer a una práctica como la MO, acabarás teniendo menos sexo del que ahora tienes.

Ésta es tal vez la mejor noticia que hayas escuchado acerca de la MO: para la mayoría de las mujeres, la experiencia de llenarse de energía sexual durante la MO en realidad *aumenta* el deseo de sexo "tradicional". En la mayoría de los casos, el nivel de excitación al que las mujeres tienen acceso cuando se les acaricia lenta y deliberadamente supera con creces el nivel de excitación que obtienen con la penetración (la cual no se centra en el punto más sensible, el cuadrante superior izquierdo de su clítoris) o incluso con el sexo oral (donde a menudo nos sentimos divididas entre la experiencia del placer y la presión por desempeñarnos satisfactoriamente). Así que no importa por cuánto tiempo hayas estado con tu mujer, muy probablemente estés a punto de verla más excitada que nunca antes. Y para la mayoría de las mujeres, el resultado de una mayor excitación es el aumento del apetito sexual. Como decía un hombre que ya tiene tiempo en la práctica de acariciar: "Nunca había conocido a una mujer que quisiera tener sexo más a menudo que yo, hasta que conocí a la comunidad de la MO. Solíamos usar, y aún lo hacemos, este dicho sobre la comunidad: 'OneTaste. Donde las mujeres están excitadas... y los hombres, agotados'".

Tuve una erección. Lo siento, es la verdad. En algún momento durante la práctica de la meditación orgásmica, la mayoría de los hombres ha experimentado una erección. No obstante, he oído que la frecuencia disminuye entre más practiques. Muchos hombres informan que el paso de "afianzar", en la parte final de la MO, funciona para reintegrar también su propia energía sexual, al igual que la de ellas. Mi teoría es que esto ocurre sin intención. Cuando decides hacer MO, aceptas desde el principio tener una experiencia de quince minutos con tu pareja. En realidad no hay forma de saber qué va a pasar durante ese periodo —estás ahí prácticamente por seguir el juego, a ver qué pasa—, pero hay una cosa de la que puedes estar seguro: la experiencia se detendrá "súbitamente" quince minutos más tarde. Así que es como si tu cuerpo se preparara para lo inevitable, incluso antes de que comience. De alguna manera, si te tomas el tiempo para afianzar bien a tu mujer, tú también te sentirás como si hubieras tenido una experiencia completa cuando la MO haya terminado.

"Admito que estuve de acuerdo en ir a la clase porque pensé que la meditación orgásmica sería una manera de tener sexo más seguido. Supuse que ella tendría que bajarse los calzones, ¿no? Creí que íbamos a entrar de lleno en el sexo después de que la caricia hubiera terminado, pero no sucedió así. Había algo en el ritual, en el momento de afianzar y en compartir las impresiones, que realmente terminó gustándome. Fue una experiencia muy íntima en sí misma."

—Ross, 43 años

Solución de problemas para los dos

Íbamos de maravilla. ¡Era una pena terminar después de sólo quince minutos! En nuestro mundo de "más es mejor", es lógico llegar a la conclusión de que si una MO de quince minutos es buena, entonces una de veinte o treinta y cinco o sesenta minutos debe ser mejor. Sin embargo, todas las reglas del mundo normal parecen romperse en el mundo de la MO, incluida ésta. No es que *no puedas* permanecer más tiempo en sesión, lo que pasa es que tal vez descubras que estás obteniendo una experiencia diferente a la que esperabas. Una de las cosas que vamos aprendiendo cuando hacemos meditación orgásmica es cómo mantener un alto nivel de sensibilidad durante más de una fracción de segundo sin apisonarla automáticamente. Hay multitud de sensaciones durante una MO, para ambas partes, y casi todos los principiantes de la práctica descubren que quince minutos es el tiempo suficiente (y hasta de más).

Ahora bien, si tu pareja y tú quieren jugar con una sesión más larga, me permito sugerir una regla: decidan antes el tiempo exacto que van a extenderla y no pasen por alto ese límite. Mantener un "contenedor" firme de tiempo para la práctica les permite a los dos relajarse verdaderamente durante la experiencia, sabiendo que hay un punto final establecido. Al mismo tiempo, asegúrense de que los dos consientan en detener la MO en cualquier momento si se está volviendo demasiado intensa.

¿Tendremos sexo con menos frecuencia si hacemos MO? Por supuesto que no. Tendrás tanto sexo como quieras, en cualquier posición que quieras, las veces que quieras.

Yo no tengo pareja. ¿Puedo hacer esto solo? La respuesta en corto es no. Aunque es posible masturbarse de una manera cercana a la MO por quince minutos, no es lo mismo que la meditación orgásmica. En primer lugar, la MO está diseñada para darle un descanso a tu mente afanosa, o dicho de otra manera, hacerte perder el control por un periodo determinado. (Estar fuera del control es lo que todos, en secreto, anhelamos hacer. No es que yo lo diga.) Acariciarte tú mismo prácticamente va contra ese fin. Si la sensación fuera intensa, podrías disminuirla. Si fuera baja, podrías darle un empujón para incrementar el nivel. Es un poco como tratar de hacerte cosquillas tú mismo. Puedes experimentar sensaciones de cosquilleo, pero no estás a su merced porque tú eres quien está haciendo las cosquillas. Lo mismo aplica para la MO.

La segunda diferencia entre la masturbación y la meditación orgásmica tiene que ver con la resonancia que se suscita entre la pareja que está haciendo la práctica. Si bien desafía la lógica, cuando nos conectamos profundamente con otra persona, creamos una experiencia completamente nueva entre nosotros. Nuestra pareja absorbe nuestra energía sexual y nosotros absorbemos la suya. Juntos, los dos creamos un tercer elemento entre nosotros: el orgasmo, y juntos lo exploramos. Así, aunque puedes generar la sensación de placer al acariciarte tú misma, no estarás practicando la meditación orgásmica sino hasta que te conectes en la experiencia con otra persona.

Entonces, ¿qué hago si me encuentro sin pareja y con ganas de practicar? Por difícil que sea de creer, ésa es una posición buena y jugosa en donde estar. Al igual que cualquier obstáculo que pudiera haber en el camino de tu práctica, no tener pareja te da la oportunidad de experimentar realmente tu deseo de hacer meditación orgásmica. También te da la oportunidad de salir más allá de tu zona de confort, más allá de tu miedo al rechazo o a la vergüenza por querer llevar a cabo una práctica de sexualidad, y simplemente pedírselo a alguien.

Sí, sólo hay que pedirlo.

El solo pensarlo puede ocasionar escalofríos de terror, claro que me doy cuenta. *¿Pedirle a alguien?* ¿A quién? ¿A un amigo? ¿A tu ex-novio? ¿A la mesera con quien coqueteas cada mañana mientras te prepara tu café con leche? Lo entiendo. Afloran muchas cuestiones cuando consideras pedirle a alguien que hagan MO juntos. En primer lugar, el hecho de que probablemente no tenga idea de lo que estás hablando, y tú tendrás que explicarle esta práctica inusual a detalle, en el acto. En segundo lugar podrían rechazar tu oferta, y tú mismo te sentirías rechazado en el proceso. En tercer lugar está el factor de la vergüenza que conlleva el pedir lo que deseamos sexualmente. La bueno es que, como se discutió en el capítulo anterior, el pedir se vuelve exponencialmente más fácil mientras más lo haces. Chicas, yo nunca he conocido a un hombre hetero que no se emocione más de lo que se puedan imaginar si le pides que acaricie tu coño. Puede ser que no tenga la libertad de hacerlo, por diversas razones (incluidos sus propios temores), pero te garantizo que le harás el día con sólo pedírselo. Si declina tu invitación, considéralo como una contribución caritativa que acabas de hacer (por desgracia, para esto no hay deducción fiscal) y sigue adelante.

Chicos, su situación es más complicada. Para ser francos, gracias a una gran cantidad de condicionamientos sociales, hay una marcada posibilidad de que pasen por unos pervertidos si le piden a una mujer que hagan MO. Pero eso no significa que no deban hacerlo, sólo tienen que hacerlo muy hábilmente. Hagan la petición de forma específica; expliquen que se trata de una práctica de meditación en lugar de sexo como tal y que el objetivo es simplemente brindar un lugar seguro para tener una experiencia orgásmica. Hagan hincapié en que no esperan reciprocidad, ni se aceptará ningún tipo de oferta (y luego asegúrense de mantener ese límite. Sugiero una espera de cuarenta y ocho horas para cualquier ofrecimiento de reciprocidad que ella pueda hacer, para estar seguros de que su consentimiento viene del deseo y no porque piense que "debería" dar algo a cambio).

¿Todavía te parece imposible e inquietante pedirle a alguien que no sea su pareja su participación en una práctica sexual? No hay problema. Si hacer MO es algo que realmente quieres hacer, el obstáculo de encontrar una pareja se arreglará solo. Ve a tu propio ritmo. Sigue leyendo, sigue pensando en el asunto, y si tienes el deseo, una pareja hará su aparición.

El sexo no es un problema para mí; ni siquiera estoy seguro de por qué mi pareja me arrastró hasta aquí. Como he dicho al principio, la mayoría de los estudiantes viene a nuestros talleres de *slow sex* para mejorar su vida sexual. Los hombres quieren saber cómo complacer a sus mujeres. Quieren aprender más acerca de su anatomía, lo que les da placer y lo que no, y buscan una manera infalible para hacerlas llegar al orgasmo. Las mujeres vienen sobre todo porque quieren *disfrutar* del sexo de una manera más profunda, más real. Quieren sentir su propio deseo sexual, dejar de sentir que tienen que desempeñarse bien en la cama y tener una experiencia genuinamente placentera del sexo.

Pero tal vez ese no sea tu caso. Quizá tú ya tengas la vida sexual de tus sueños, con el grado más alto de súper octanaje. No hay de qué preocuparse si es así. No estoy en el negocio de convencer a nadie de practicar el *slow sex*; la elección es sólo tuya. Dicho esto, si tu pareja te arrastró hasta aquí, ¡eso ya es una señal a la que vale la pena prestar atención! De cualquier manera, si decides darle una oportunidad, trata de estar abierto a lo que suceda. Puede ser que te sorprendas. La MO no se trata de pasar de una "mala" vida sexual a una "buena". Se trata de ir desde donde te encuentres hasta un lugar aún mejor. La MO puede llegar a ser sólo un delicioso elemento más en el menú sexual, o puede convertirse en una puerta de entrada a una posibilidad aún más profunda de satisfacción sexual. De cualquier manera, te aconsejo que mantengas la mente abierta. Uno nunca sabe lo que puede descubrir.

Pues no. Esto definitivamente no es para mí. Sucede todo el tiempo: la gente investiga OneTaste por meses, llama y sostiene largas conversaciones con nuestros maestros, decide que quiere aprender a hacer MO, toma un vuelo para cruzar el país, se pone cómoda para su primera sesión y antes de que la caricia empiece siquiera, decide que: "No, esto no es para mí". Lo mismo me pasó a mí cuando empecé a hacer MO. Tomé algunas clases y estuve entrando y saliendo de la práctica durante unos nueve meses. Entonces, un día, sin previo aviso, me eché a correr. Corrí lo más lejos que pude, arrasando todo a mi paso. Porque... eso estaba *mal*.

Me tomó unos seis meses llegar a mi momento revelador sobre la MO. *Ajá, en realidad no tengo un problema con la práctica. Mi problema es que la MO me va a cambiar de una forma para la que no estoy segura de estar lista.*

Supongo que no tengo que contar el final de esa historia, salvo decir que mis amigos y mis profesores fueron muy amables cuando regresé a suplicar de rodillas, pidiendo perdón y más capacitación.

Te podría contar esta historia cientos de veces. Yoga, meditación, lo que tú quieras: siempre tenía una razón para evadirme. Casi todo lo que ha cambiado mi vida para bien ha llegado a mí atado con una gran cinta roja de aversión. Lo que he descubierto con los años es que no soy la única; los seres humanos, al parecer, tenemos una tendencia a detestar las cosas que tienen el poder de transformarnos. Es perfectamente natural, e incluso es de esperarse.

¿Así que no quieres hacer la práctica? Entonces no la hagas. Sólo depende de ti. Pero como dice el refrán, lo contrario del amor no es el odio, sino la indiferencia. Si tu respuesta a la idea de hacer MO es sin ningún tipo de carga en absoluto —una respuesta veraz de "Podría tomarlo o dejarlo"—, entonces puede que no haya nada aquí para ti. Sin embargo, si tu respuesta es algo como: "De ninguna manera voy a hacer algo tan estúpido o ridículo o indignante como *eso*", entonces te sugiero que eches un vistazo bajo la alfombra y observes qué es lo que está generando tu resistencia. Si acaso sirvo de algún ejemplo, te podrías sorprender de lo que puedes encontrar.

No me gusta ser descortés, pero si no se trata de alcanzar el clímax, entonces ¿cuál es el punto? Es cierto: en comparación con nuestra experiencia del "sexo estándar", la idea de la meditación orgásmica parece extrañamente anticlimática. No tratamos de venirnos como desquiciados ni tampoco de impresionar a nuestra pareja con nuestro loco talento sexual. No lo vamos a hacer como algo a cambio de otra cosa: "Voy a tener sexo contigo si me prometes arreglar la puerta del patio", y no hay ninguna garantía de que vayas a obtener nada del proceso que no sean unos cuantos momentos (esperemos) de sensación agradable. ¿Eso es todo lo que hay?

No lo es. No sólo se trata de eso, sino de mucho más. Porque lo que nos muestran esos pocos momentos (esperemos) de sensación agradable es un mundo más allá, lleno de posibilidades. ¿Qué significaría estar en sintonía con todas las sensaciones en nuestra vida tanto como lo estamos con el punto de contacto entre el dedo y el clítoris durante una MO? ¿Cómo sería si fuéramos capaces de *sentir* nuestro mundo en vez de sólo pensar en él? ¿Cómo sería si tuviéramos intimidad con nuestra pareja de una manera que nos colocara dentro de su experiencia, en lugar de tratar de entenderla desde afuera? ¿Cómo sería si nuestros deseos fueran nuestro guía, nuestro faro, nuestra brújula? Todo esto comienza con la conexión, la cual podemos degustar, a menudo por primera vez, cuando nos detenemos lo suficiente para hacer MO. Si experimentamos toda esa sensación en una sola caricia, ¿qué sucedería si nos esforzáramos más en la conexión con nuestras parejas, nuestros amigos y nuestra vida?

Esa es la pregunta que les dejo a mis estudiantes al final del taller de *slow sex*, además del programa de arranque de meditación orgásmica en diez días que presento en el capítulo siguiente. Es lo mejor que puedo hacer por estos artistas sexuales: enviarlos a la cocina con unos cuantos ingredientes, y luego cruzar los dedos esperando haberles enseñado tan bien que la receta hable por sí sola.

Programa de arranque de meditación orgásmica en diez días

Diseñé el programa de arranque de la MO en diez días con dos esperanzas en mente. En primer lugar, quise establecer metas específicas, fáciles de alcanzar, que pudieran ayudar a los nuevos estudiantes a comenzar y a mantener una práctica de meditación orgásmica por cuenta propia desde casa. Si bien los estudiantes que viven cerca de nuestros centros en San Francisco y Nueva York tienen acceso a capacitación cara a cara y a diversos cursos de MO, muchos otros están aprendiendo a distancia. He descubierto que un programa diario es la mejor manera de fomentar la práctica constante, y a la larga se llega a hacer de la MO una parte de la vida cotidiana. Lo mismo puede funcionar para ti.

La segunda razón por la que he diseñado este programa es para que ayude a explorar con detenimiento algunas minucias de la meditación orgásmica —aspectos como la comunicación, la dirección de la caricia, la presión y la velocidad— de una manera vivencial. Yo puedo hablar todo el día sobre cuánta presión puede usar o no alguien que acaricie, pero la mejor enseñanza es empezar a acariciar en realidad y pedir retroalimentación.

Así que puedes considerar este programa como una prescripción de diez días para hacer MO. No puedo prometer que vaya a curar todos tus males, pero por lo menos puedo asegurarte que si lo sigues fielmente, sabrás cómo hacer MO. Y a lo sumo, habrás encontrado la clave de la felicidad sostenible en tu relación y más allá. No es una mala relación entre riesgo y recompensa, ¿verdad?

De tu parte, el compromiso es tan sólo de cuarenta y cinco minutos al día. Cuando digo *tan sólo*, los estudiantes comienzan a ponerse un poco molestos y desanimados. ¿Acaso yo no tengo hijos? ¿Acaso no he escuchado hablar de la semana laboral de sesenta horas? ¿Que no me doy cuenta de la cantidad de tiempo que se lleva tener listo el desayuno, la comida, ir a trabajar, preparar la cena, ver *Mad Men*, cepillar la puerta de la ducha, pasar el hilo dental y aplicarse el brillo de labios? ¿Les puedo ayudar, por favor, a entender cómo se supone que puedan ser capaces de embutir cuarenta y cinco minutos de práctica de la MO en su ya loca rutina?, porque ellos no ven cómo. Yo misma solía ponerme un tanto malhumorada y sentirme desalentada con su resistencia. Ahí estaba yo, ofreciéndoles la oportunidad de probar la MO, una práctica que realmente había transformado mi vida y mi relación con mi sexualidad, ¡¿y ellos la estaban cambiando por *Mad Men*?!

Entonces comencé a ver *Mad Men*, en Netflix, y comprendí el dilema.

También recordé algo que uno de mis primeros maestros de MO me dijo. En ese momento, yo misma había estado evitando mi propia práctica de MO. Ese maestro me dijo que nosotros, *los seres humanos tenemos una tendencia universal a aborrecer lo que es para nuestro bien*. En otras palabras, las cosas más potencialmente transformadoras, que nos pueden sanar de la manera en que lo deseamos desesperadamente, ésas son las cosas con las que más a menudo tenemos que batallar cuerpo a cuerpo. Cambios de estilo de vida como el yoga, la meditación, comer bien y reservar un tiempo para perseguir nuestro propósito creativo. El tipo de cosas que parecen tan difíciles de incluir en nuestra apretada agenda, a pesar de que sabemos que nos vamos a sentir *mucho mejor* si las hacemos.

Cosas como "voy a seguir adelante y de manera voluntaria para" practicar la MO.

Así que cuando les sugiero que simplemente observen cómo están empleando su tiempo ahora, porque estoy segura de que podrán encontrar los cuarenta y cinco minutos por ahí, en alguna parte, empiezan a verme como un sargento de instrucción sexual en un campo de entrenamiento militar. Lo que he descubierto, sin embargo, es que hay cosas peores que llevar a mis alumnos de la mano, con firmeza, y forzarlos a hacer algo que en el fondo quieren realmente hacer: darse tiempo para el sexo; regresar a sus cuerpos y a este momento; sumergirse en un mar de sensaciones; ofrecer y recibir placer. Respirar. Sentir. Conectar.

No por lograr que mis estudiantes estén de acuerdo en probar el programa significa que mi trabajo esté hecho; también quiero que lo *lleven a cabo*. Y hablo por experiencia propia cuando digo que todos sabemos lo que se siente lanzarse con entusiasmo a una nueva dieta, a un régimen de ejercicio o a un esfuerzo creativo, y luego ver cómo el compromiso se desvanece al segundo día, cuando las reuniones entre padres y maestros, las gripas y las juntas de último minuto comienzan a reaparecer lentamente en el panorama. Lo único que puedo hacer es recordarles a los estudiantes que el programa de arranque de la MO es sólo un compromiso de diez días, no se les pide más. Aunque mi esperanza secreta es que salgan de ahí con un ardiente deseo de instaurar una práctica diaria de MO, esa parte realmente depende de ellos. No es un requisito, ni siquiera una expectativa. Todo lo que pido son diez días, cuarenta y cinco minutos al día. Quizá puedas pedirle prestado ese tiempo a algo que sepas que no te permitirá alcanzar ningún objetivo de vida. ¿Puedo sugerir que elijas el tiempo de ver la televisión? Imagíname poniendo mis manos en tus hombros y sentándote con firmeza mientras digo la siguiente frase: *Cualquier cosa que valga la pena de verse en la televisión se puede grabar o bajar de Netflix, Hulu o algún otro servicio. No tienes que verla hoy.*

Diez días. Diez días es todo lo que pido.

¿De acuerdo? Bien. Vamos al grano.

El programa de arranque de MO en diez días

Para cada día del programa de arranque prescribo lo siguiente:

- dos sesiones de 15 minutos de MO, además del intercambio de impresiones con tu pareja después de cada una
- diez minutos para llevar un diario

Tú eliges a qué hora del día hacer las sesiones de MO. En un mundo ideal, yo sugeriría planificar en tu día una sesión tan pronto como tú y tu pareja se levanten, por la mañana, y otra antes de ir a la cama, por la noche. Por supuesto, esto es práctico sólo para las parejas que viven juntas. Si estás planeando practicar con tu novio, que vive a veinticuatro minutos de distancia, excepto en las horas pico de la mañana, que se vuelven treinta y seis minutos, me voy a arriesgar a decir que pueden considerar hacer ambas sesiones una detrás de la otra. Por cierto, no hay nada malo con hacer dos sesiones, una tras de otra, de MO. De hecho, es una de mis formas favoritas para practicar, porque te da la oportunidad de ver cuán diferente puede ser una sesión de la siguiente. A veces, la primera sesión será tan espectacularmente orgásmica como nunca hayas sentido antes. ¡Tu acariciador es un genio! ¡Un mago del dedo índice! La conexión es tan rica y nutritiva que te preguntas por qué ya no tenían sexo de manera regular, pues la verdadera experiencia que has estado buscando toda tu vida sólo la encontrarás aquí, evidentemente, en el *slow sex*. La vida no puede ser mucho mejor que esto.

Y luego viene la segunda sesión. Que sale algo así como... más o menos.

Pronto descubrirás durante el programa de diez días que hay muchas MO que salen... mmm, dejémoslo ahí. Por suerte, también hay muchas otras que salen "espectaculares". La clave es no juzgarte con demasiada dureza ni a ti ni a tu pareja por las sesiones que salgan más o menos, ni elogiarse demasiado por las que salgan increíbles. Aquí sólo estamos dejándonos llevar por el oleaje.

"La mejor MO que hemos tenido llegó justo después de una de las más aburridas que hemos tenido. La primera sesión se sentía como un sexo ordinario. Se sentía bien, pero nada especial. Yo pensé, 'Bueno, algunos días simplemente es así'. Pero tan pronto como nos levantamos, él sugirió probar de nuevo. Yo dije que sí, y desde el momento en que él puso su dedo ahí abajo, fue como si mi cuerpo se llenara de una luz chispeante. Yo pienso en esa sensación como un 'orgasmo solar'. Fue increíblemente intenso y placentero para los dos. Todavía seguimos diciendo, '¡Guau! Eso fue una locura!'. En cierto momento ambos soltamos la carcajada, ya que era demasiado raro que hubiéramos tenido dos MO tan diferentes al hilo."

—Ellie, 38 años

El segundo paso, llevar un diario, nos da la oportunidad de registrar las experiencias que acabamos de tener, sean espectaculares o *más o menos*, de modo que no las olvidemos. No hay necesidad de exagerar, yo sugiero adoptar un enfoque minimalista para el diario, al menos al principio. Podríamos perder un poco los estribos si sobrepasamos las expectativas en el primer día, cuando, al sentirnos tan inspirados, decidiéramos hacer cuatro sesiones de MO en vez de dos y escribir dieciocho páginas de comentarios posteriores. Existe una especie de no-lugar a donde ir después de eso, mis amigos. Muchos propósitos de año nuevo mueren cada año por un fracaso precipitado. Sé la tortuga, no la liebre. Sé la tortuga.

Dicho de otro modo, fija tu listón en un nivel bajo y ve subiéndolo a partir de ahí si te sientes inspirado para hacerlo. Al principio, mantenlo en

- dos sesiones de 15 minutos de MO
- unos cuantos minutos para compartir impresiones con tu pareja
- diez minutos para escribir en el diario

Enfoque

Cada día del programa de arranque de MO en diez días incluye una sesión básica de MO —con la técnica que se presentó en el capítulo anterior— y una MO "enfocada" que ha sido diseñada para dar en el clavo (por así decirlo) de un aspecto particular de la práctica. Aunque en cierto nivel la MO consiste en sólo acariciar, en un siguiente nivel hay muchos matices dentro de cada caricia: aspectos como la dirección, la presión, la velocidad y la comunicación, entre otros. Al aislar una sola de estas diferentes facetas de la MO y centrarse en ella durante una sesión de quince minutos, podremos ver cómo afecta a la práctica general. Algunos practicantes terminan amando estas MO enfocadas —la MO de "una caricia" se convierte en la favorita de muchas mujeres, por ejemplo—, así que siéntete libre de incorporarlas en tu práctica continua (la práctica continua a la que en realidad no te estoy presionando a que te comprometas en este momento, pero secretamente espero que te decidas a hacerlo una vez que descubras cuánto más felices y satisfechos pueden llegar a estar tú y tu pareja después de graduarse del campo de entrenamiento militar de MO... o no).

Llevar un diario

No estoy segura de por qué, pero algunas personas que realizan la práctica de la MO sienten ansiedad de desempeño cuando se trata de llevar un diario. El editor que todos llevamos dentro sale y se sienta en tu regazo, comentando acerca de la naturaleza positiva o negativa de cada una de las palabras que escribes en la página. La manera de eludir esa nefasta y destructiva voz del demonio es no despegar la pluma de la página en ese lapso de diez minutos en que se va a escribir. (Si eres totalmente siglo XXI y prefieres utilizar una computadora, entonces trata de no hacer pausas mientras tus dedos se deslizan por el teclado. Deja el corrector ortográfico para más tarde. Por ahora, sólo escribe.) Haz que tu objetivo principal sea escribir tantas palabras como sea posible antes de que terminen los diez minutos. Y recuerda: nadie va a leer ese diario. Es simplemente una forma de integrar aún más las experiencias que has tenido durante tus MO; después, y aquí viene la parte divertida, observa tu propio progreso en el transcurso del programa de diez días (o más allá de este periodo).

Si te bloqueas y no puedes pensar en nada que escribir, usa tus diez minutos de escritura para contestar estas tres preguntas:

1. ¿Qué impresiones compartiste con tu pareja en la práctica de hoy?
2. ¿En qué fue diferente la primera sesión de MO de la segunda? Compara y contrasta, como diría tu maestro de gramática de la escuela.
3. ¿Qué sensaciones puedes percibir en tu cuerpo ahora mismo?

Día uno del programa de arranque de MO: práctica básica de la MO

El enfoque de hoy es simplemente practicar la técnica básica de MO para que se convierta en algo natural. Utiliza la MO básica descrita en el capítulo anterior (consulta la lista de verificación de la MO en las páginas 110 a 112) durante dos sesiones de quince minutos. Asegúrate de compartir una impresión con tu pareja después de cada sesión.

Primer día de la práctica

Sesión 1: Práctica básica de la MO, 15 minutos + intercambio de impresiones

Sesión 2: Práctica básica de la MO, 15 minutos + intercambio de impresiones

Anotación en el diario: Programa diez minutos en un cronómetro y escribe tu diario sobre las sesiones de MO de hoy. ¿Cómo te sentiste con dos sesiones en un mismo día? ¿Te sentiste más seguro durante la segunda sesión, o menos? ¿En qué fue diferente la primera de la segunda? ¿Qué sentiste durante las dos meditaciones orgásmicas? ¿Alguna otra impresión el día de hoy, tu primer día del programa de arranque?

Día dos: ubicación, ubicación, ubicación (o mapeo del clítoris)

Ahora que tú y tu pareja se sienten cómodos con la MO básica, estamos listos para empezar a explorar. El enfoque del día dos es totalmente sobre la ubicación, o lo que se conoce técnicamente como "mapeo del clítoris". La idea es que los dos miembros de la pareja conozcan el clítoris, de arriba abajo y de un lado al otro. Cómo funciona, dónde está su mejor "punto" y las diferentes sensaciones que surgen dependiendo de dónde se acaricie. La finalidad es que una vez que los dos sepan que ella está conectada, por así decirlo, tú puedas utilizar la ubicación de la caricia para ayudarla a tener la máxima sensación posible durante la MO.

El proceso de mapeo del clítoris es simple. En el transcurso de la sesión de quince minutos, él acariciará en diferentes puntos en torno a su clítoris. Cada vez que acaricie una región diferente, él le dirá a ella dónde está acariciando y le preguntará qué sensaciones tiene. Dependiendo de qué tan sensible y preciso decida ser quien acaricia, puede haber un número infinito de diferentes ubicaciones donde podría acariciar. Así que para simplificar las cosas, y de acuerdo con el enfoque del día de hoy, imagina que su clítoris es la cara de un reloj, en donde las "doce en punto" significan la parte superior (desde la perspectiva de ella) y las "seis en punto" significan la parte inferior. Trata de acariciar cada una de las "horas" del reloj en algún momento de la MO. Siéntete libre de hacerlo en orden o, si estás en un plan intrépido, salta de un lado a otro del reloj. La idea, de nuevo, es acariciar un poco, dile dónde estás acariciando y luego pregúntale qué sensaciones se producen en ella. "Estoy acariciando cerca de las siete en punto. ¿Qué sientes cuando te toco aquí?" Juntos, los dos explorarán un territorio hasta ahora desconocido, el territorio de su clítoris, sus sensaciones y su orgasmo.

Día dos de la práctica

Sesión 1: Práctica básica de la MO, 15 minutos + intercambio de impresiones

Sesión 2: Mapeo del clítoris, 15 minutos + intercambio de impresiones

Anotación en el diario: Programa un cronómetro y escribe durante diez minutos sobre la sesión del mapeo del clítoris. ¿Qué fue lo que te sorprendió o te comunicó algo? ¿Cuáles fueron tus lugares favoritos para la caricia? ¿Los menos favoritos? ¿Por qué? ¿En qué fueron diferentes la MO de mapeo del clítoris y la MO "básica" que hiciste hoy? ¿Cómo te sientes con respecto al programa de arranque en general, desde el punto de vista del día dos?

"Hay un punto en el clítoris de mi pareja que llamamos jocosamente el 'punto del amor'. Cuando la acaricio allí, los dos nos inundamos de esos intensos sentimientos de amor. Lo descubrimos a través del mapeo del clítoris. Si únicamente hubiéramos experimentado un brote ocasional de estos sentimientos en nuestras MO, nos habríamos preguntado (y quizá nos habríamos equivocado) qué significaba. Ahora ya sabemos, "ah, es el 'punto del amor'."

—Joe, 44 años

Día tres: hablar de las sensaciones

Durante el ejercicio de ayer de trazar el mapa del clítoris, la pareja receptora adquirió cierta práctica hablando de sus sensaciones. Hoy, se le unirá quien se encarga de acariciar. En la MO dedicada a hablar de las sensaciones se turnarán para nombrar las sensaciones que experimenten en su cuerpo a medida que se desarrolle la sesión. Deben hablar continuamente durante toda la MO, alternando entre quien acaricia y quien recibe. Este tipo de comunicación nos mantiene presentes, en contacto con la sensación y alineados respecto al cuerpo del otro. También ayuda a flexibilizar los músculos de la comunicación que son tan importantes para la MO, y para la intimidad en general.

Que empiece quien acaricia. Nombra una sensación que estés experimentando en el cuerpo. ¿Sientes en tu interior algo parecido a la miel de maple, al terciopelo, a una corriente eléctrica? ¿Es más como el color rojo o como el color azul? ¿Se parece al acero o es acuosa? ¿Es una sensación filosa como la hoja de un cuchillo o suave y difusa como la seda? ¿Es vaga como la neblina o vigorizante como la luz de sol? Una vez que hayas nombrado tu sensación, pregúntale a tu pareja qué está sintiendo. Puede ser que responda enseguida o quizá se sienta libre de hacer una pausa y en verdad hacer contacto con sus sensaciones antes de hablar. No hay prisa, pero manténganse en contacto verbal casi continuamente a lo largo de la MO.

Al principio, a mis estudiantes les desconcierta la idea de que la persona que acaricia nombre sus sensaciones. ¿Cómo puede estar sintiendo algo que tenga que ver con el orgasmo si no es él quien lo está teniendo? Lo único que puedo decir es que ésa es tu tarea. Los dos miembros de la pareja se dirán lo que sientan durante la práctica. La experiencia les servirá más adelante.

No te sorprendas si te cuesta trabajo —y les hablo especialmente a los que acarician— identificar una sensación en particular. Como se trató en el capítulo 2, no tenemos mucha práctica en sentir nuestro cuerpo de manera suficientemente profunda para ser capaces de ubicar, indagar y luego nombrar la sensación. Pero la práctica hace al maestro y tienes muchas oportunidades de practicar precisamente en esta MO. Si tienes duda, empieza con la caricia. ¿Qué sientes en tus dedos mientras acaricias? ¿Tus dedos se sienten calientes o fríos?, ¿densos o como una pluma? ¿Parecen caer o ascender? Después, ajusta tu visión para que puedas hacer las mismas preguntas sobre tu cuerpo como un todo. ¿Qué está pasando en tu espalda, tu cuello, tu corazón? ¿Sientes un hormigueo en tus pies, una opresión en el pecho, una reserva de líquido caliente que se acumula en tu espalda baja? Sientas lo que sientas, dilo..., y luego pregúntale a tu pareja qué está sintiendo.

~~~~~~

Práctica del día tres

Sesión 1: Práctica básica de la MO, 15 minutos + intercambio de impresiones

Sesión 2: MO para hablar de las sensaciones, 15 minutos + intercambio de impresiones

Diario: Programa diez minutos en un cronómetro y escribe sobre las sesiones de hoy. ¿Cómo cambió tu experiencia hablar sobre las sensaciones? ¿Se te hizo fácil o difícil…, cómodo o incómodo…, natural o forzado? ¿Te gustó escuchar tantas sensaciones de tu pareja? ¿Por qué sí o por qué no? ¿Te sentiste más o menos conectado con tu pareja cuando hablaban de las sensaciones durante la sesión "básica" de MO? ¿Cómo cambiaría tu vida de sexo "estándar" si involucraras en él más comunicación?

~~~~~~

Día cuatro: arriba, arriba, arriba
(o la MO de puras caricias ascendentes)

Uno de los aspectos más divertidos y poderosos de acariciar con los que podemos trabajar es la dirección de la caricia, como verás a través del enfoque de hoy. Las direcciones con las que podemos trabajar en la MO son hacia arriba y hacia abajo (lo siento, no hay de lado a lado aquí), y la dirección se ve determinada tanto por la presión de la caricia como por la intención de quien acaricia. Si piensas acariciar principalmente hacia arriba, debes emplear un poco más de presión hacia arriba que hacia abajo. Verás que si tu intención es la caricia ascendente, el ajuste de la presión ocurrirá de forma natural: tus caricias ascendentes irán volviéndose más pronunciadas y tus caricias descendentes se desdibujarán en el fondo. Si decides que quieres acariciar hacia abajo, ocurrirá lo opuesto.

Cuando hablo de "presión", nota que no estoy hablando de cavar más hondo. Piensa con sutileza. Te sorprenderás cuánta diferencia puede hacer un pequeño cambio de presión.

La dirección tiene un efecto casi mágico en el modo en que sentimos nuestros cuerpos cuando nos están acariciando. Como mencioné antes, el enfoque de hoy les enseñará cuán divertido puede ser jugar con la dirección. Dije eso porque las caricias hacia arriba tienden a generar sensaciones de flotabilidad y sustentación en el cuerpo (ésas son palabras rimbombantes para referirse a la "diversión"). Las caricias hacia arriba tienen la habilidad de hacernos sentir como que nosotros mismos estamos yendo hacia arriba, arriba, arriba. Es como si cada caricia nos llenara con un poco más de helio y nos llevara más alto hacia las nubes, la estratosfera e incluso a la luna. Suena bastante bien, ¿cierto? Puede ser que te haga preguntarte por qué no hacemos que cada MO sea una de "puras caricias ascendentes". Nuestro primer indicio puede ser ir directo hacia arriba tan rápido y alto como se pueda, cada vez. Pero lo que puedes descubrir mediante el enfoque de hoy es que aunque el ascenso rápido puede ser emocionante, el descenso llega igual de rápido. Como cualquier cogida rápida, improvisada, acariciar con rapidez hacia las alturas ofrece una sensación intensa, seguida por una larga caída. Pero a largo plazo hay más energía, placer y nutrimento disponible si vamos más despacio. Así que el objetivo de probar la MO de caricias ascendentes es tanto experimentar el poder de la dirección de primera mano, como empezar el proceso de descubrimiento que puede llevar a lo que yo llamo el "arte del ascenso continuo," pues hay un punto ideal de placer por ser encontrado, un ritmo en el que nos podemos mantener acariciando hacia arriba durante quince minutos, o una hora, o incluso una vida sin jamás llegar al punto máximo. Esto es lo que llamamos "acariciar en subida sustentable". Intenta atrapar el lugar donde la sensación emocionante empiece a llegar a la cima y a menguar, y cambia la caricia momentáneamente para dejar espacio que permita respirar antes de continuar hacia arriba.

Con el tiempo, aprendemos a anticipar que el punto máximo se acerca y a variar las caricias para que podamos seguir subiendo.

Pero por hoy, no te preocupes por hacerlo sustentable; sólo experiméntalo junto con tu pareja. Quien acaricia debe practicar la caricia hacia arriba a lo largo de la sesión. Comienza despacio y con suavidad, ajusta la presión para que la energía continúe subiendo a lo largo de la sesión. Recuerda: un poco de intención hace mucho por ti. Mantén tu dedo en su clítoris para las dos caricias, sólo le das un poco más de énfasis a la caricia ascendente que a la caricia descendente. Escucha a tu compañera; si está sintiendo alguna incomodidad con la subida continua, siéntete libre de cambiar la caricia hacia abajo por unos momentos. El punto aquí no es acariciar hacia arriba indefectiblemente y sin respiro, en especial si tu pareja se retuerce con la sobreestimulación. Receptoras: ésta es una gran ocasión para poner a trabajar la habilidad que refinaron ayer: hablar de sus sensaciones. Los dos aprenderán más si se dicen lo que estaban sintiendo mientras se acariciaban hasta el punto sexual máximo y aun más allá.

Práctica del día cuatro

Sesión 1: Práctica básica de la MO, 15 minutos + intercambio de impresiones

Sesión 2: MO de puras caricias ascendentes, 15 minutos + intercambio de impresiones

Diario: Escribe por diez minutos sobre la MO de puras caricias ascendentes. ¿Cómo te hizo sentir? ¿Te gustaría hacer una MO de puras caricias hacia arriba de nuevo? ¿Por qué sí o por qué no? Escribe los puntos de vista que tú y tu pareja compartieron. Me agradecerán más adelante, pues cuando sean meditadores orgásmicos sabios e inteligentes, desearán poder recobrar su primera experiencia de la poderosa caricia ascendente.

Día cinco: abajo
(o la MO de puras caricias descendentes)

El enfoque de hoy te dará una noción de lo que se siente acariciar o ser acariciado hacia abajo a lo largo de la sesión. La mayoría de los estudiantes afirma que mientras las caricias ascendentes proporcionan un sentimiento embriagante, de euforia, como de flotar, las caricias descendentes tienen una cualidad rica, terrenal, afianzadora. En un mundo donde al parecer perseguimos siempre lo alto y evitamos lo bajo, hay algo especialmente provocador (éste es un tecnicismo) en una práctica donde el éxito requiere un *descenso* en vez de un *ascenso*. Además está el hecho de que una MO de puras caricias descendentes puede ser una experiencia maravillosa, sensacional, nutritiva y deliciosa. Es tan raro que nos permitamos empaparnos en la sexy terrenidad de nuestros cuerpos, que un simple baño de arcilla de quince minutos es a veces justo lo que el doctor receta.

Al igual que con la MO hacia arriba, debes empezar despacio. Tal vez quieras masajear sus piernas antes de acariciar, sobando sus muslos y pantorrillas para ayudarla a sumergirse en la apreciación de la sensación en su cuerpo. Cuando empieces a acariciar, cuida que el contacto sea más atento de lo usual. No toques con mucha fuerza, pero tampoco con mucha suavidad. Acaríciala hacia abajo con movimientos amplios y sustanciosos, tal vez usando todo el dedo en vez de sólo la punta. Pregúntale cómo se siente y ajusta la caricia con base en la retroalimentación que te dé. Permítete de verdad ir a donde la caricia te pida que vayas. A veces nos resistimos a explorar las profundidades por miedo a lo que pueda estar acechando. Procura advertir cualquier resistencia que estés sintiendo y luego déjala ir. Permite que las corrientes de lo bajo los inunden a ambos. Hay pocas cosas en este mundo más satisfactorias que la grave pesadez de lo bajo. Es como estar increíblemente hambriento y que pongan un filete grande y jugoso frente a ti. No olvides saborear cada deliciosa mordida.

Práctica del día cinco

Sesión 1: Práctica básica de la MO, 15 minutos + intercambio de impresiones

Sesión 2: MO de puras caricias descendentes, 15 minutos + intercambio de impresiones

Diario: Programa tu cronómetro y escribe durante diez minutos acerca de tu experiencia de la MO de puras caricias hacia abajo. ¿Te satisfizo, o te pareció neutral, quizá horrible? ¿Cómo se compara con la versión de ayer, de puras caricias hacia arriba? Si tuvieras que describir la sensación "descendente", ¿qué adjetivos usarías? De nueva cuenta escribe las impresiones que tú y tu pareja compartieron en esta MO; esos puntos de vista los mantendrán informados —y tal vez entretenidos— más tarde.

Día seis: juega con la presión

Ahora que tus exploraciones te han llevado de arriba abajo, el siguiente paso es investigar el poder de la presión. Al igual que la dirección, la presión puede tener un gran impacto en las sensaciones que los dos compañeros experimenten durante una MO. Si la usas con conciencia, es una de las mejores herramientas que alguien que acaricia puede tener para que la sensación siga aumentando a lo largo de la sesión.

Con el riesgo de hacer un juego de palabras, la presión puede ser un asunto sensible: demasiada presión, junto con demasiada velocidad, puede resultar en entumecimiento, que es uno de las mayores quejas que escucho de las estudiantes mujeres sobre su vida sexual "estándar". El paradigma de fuerte o rápido funciona de maravilla para el aparato masculino, pero puede ser letal para nuestras delicadas partes femeninas. No obstante, tan pronto como lo digo en clase, muchas manos cuidadas con *manicure* se levantan. Estas mujeres, por su parte, de verdad *disfrutan* el sexo fuerte y rápido. Y estoy segura de que sí; sé que yo sí lo disfrutaba. Pero luego empecé a hacer MO con regularidad, y de pronto comencé a experimentar todo un mundo de matices. Me había acostumbrado a un clítoris adormecido o de cierta manera en carne viva después del sexo; ni siquiera me parecía que tuviera algo de malo, porque siempre había creído que eso era lo que debía esperar del sexo. Así que estaba sorprendida al descubrir que mi clítoris tenía más matices, que era más sensible y más capaz que nunca de percatarse de sensaciones sutiles *después* de hacer MO. Y si bien al principio ansiaba más presión, con el paso del tiempo desarrollé una exquisita habilidad de alcanzar el orgasmo aun con la caricia más ligera.

En otras palabras, la presión es un territorio rico para tu exploración. Si se aplica en los lugares correctos, la presión más pesada puede ofrecer muchas de las mismas cualidades que las caricias descendentes: terrenidad, pesadez placentera y una rica satisfacción. Las caricias más ligeras, por otro lado, pueden añadir la flotabilidad de una pluma. Hoy, tu tarea es simplemente jugar con las dos. Empieza con mayor pesadez, hasta que se sienta que la MO se ha encendido. Luego cambia a caricias más ligeras y observa cómo la cualidad de la sensación cambia. Cerciorate de ejercitar tu músculo de la comunicación. Acariciadores: preparen a su pareja antes de que incrementen la presión o cambien a una caricia más ligera. Esto no sólo le recuerda que ha de poner atención (la mente, después de todo, está hecha para divagar), sino que también evita que la sorprendas con una caricia excepcionalmente fuerte. Ahora, ambos compañeros deberían también ser diestros en nombrar las sensaciones que perciben durante la práctica. Aunque técnicamente no hemos llegado a la lección sobre ofrecer y pedir (reservado para el día ocho), siéntanse en libertad de usar las habilidades de comunicación de "Sí/Y" que aprendieron en el capítulo 3. Si quieres que te acaricie con más presión, dilo. Si quieres saber si puedes acariciarla más ligeramente, no dudes en preguntar.

Práctica del día seis

Sesión 1: Práctica básica de la MO, 15 minutos + intercambio de impresiones

Sesión 2: MO de jugar con la presión, 15 minutos + intercambio de impresiones

Diario: Programa tu cronómetro con diez minutos y escribe sobre tu experiencia con la presión en la MO de hoy. ¿Qué tanta diferencia puedes sentir entre las caricias más pesadas y las más ligeras? ¿Tuviste alguna preferencia por alguno de los dos tipos de caricias? Si hicieras esa MO de nuevo, ¿qué cambiarías? ¿Qué papel ha jugado la presión en tu vida sexual "normal"? ¿Lograste intuir, a partir del enfoque de hoy, cómo te gustaría utilizar la presión de forma diferente?

Día siete: ajustar el ritmo
(o la MO de caricias rápidas)

Así como la presión, la rapidez es una de las cualidades más incomprendidas del sexo. Por la forma en que el sexo se representa en los medios de comunicación, pensarías que entre más rápido mejor, siempre. Pero eso es sólo porque lo más rápido siempre hace que las imágenes sean más entretenidas. Cualquiera que haya probado la rutina lenta sabe que el mejor sexo es aquel en que no te quieres mover, ni siquiera un centímetro; en el que la sensación es tan increíble y estás tan conectado a tu pareja que sólo quieres saborear lo que sea que estés sintiendo ahorita, en la posición en que estés. Ésa es la clase de sexo que todos estamos buscando, aquélla en que podamos percibir cada sensación que surge y decrece, como un pedazo de chocolate que se derrite en la lengua.

Hoy van a explorar el territorio de la velocidad. Acariciadores: quiero que usen las sensaciones en su propio cuerpo tanto como la retroalimentación de su pareja para determinar cuándo hay que aplicar una caricia más rápida y cuándo deben ir más lento. Una caricia más rápida acelera el corazón. Demasiado rápido se siente como intentar tomar un tren que ya se fue sin ti. Disminuir la velocidad de la caricia brinda una exhalación temporal, un respiro muy necesario. Pero ve despacio y sentirás como que nada se estremece…, como si estuvieras parado por ahí esperando a que algo suceda. Juega con todas estas sensaciones diferentes, acelerando aquí, yendo más despacio allá. Dile a tu pareja qué esperar mientras cambias de ritmo, y cuéntale sobre las sensaciones que el cambio de velocidad genera en tu cuerpo. Luego pregúntale qué está sintiendo y escucha de verdad. Los hombres tienden a sorprenderse mucho de cuánta sensación pueden crear incluso a un paso muy lento. Aprende cómo usar la velocidad y pronto estarás aprovechando cada caricia al máximo.

> ## Práctica del día siete
>
> **Sesión 1:** Práctica básica de la MO, 15 minutos + intercambio de impresiones
>
> **Sesión 2:** MO de caricias rápidas, 15 minutos + intercambio de impresiones
>
> **Diario:** Escribe durante diez minutos acerca de tus dos sesiones. ¿Cuál es la diferencia cualitativa entre la MO de caricias rápidas y la práctica básica? ¿Qué diferencia notaste entre acariciar con más rapidez y acariciar despacio? ¿Te sorprendió tu experiencia de la velocidad? ¿De qué forma? ¿Tuviste alguna preferencia por la caricia más rápida o la más lenta? ¿Cómo fue el poder comunicarte con tu pareja en torno a la velocidad?

Día ocho: ofrecer y pedir

Hoy van a pulir las habilidades de comunicación con las que ya han estado trabajando al practicar el ofrecimiento (si eres quien acaricia) y las peticiones (si eres la receptora). Comienza con una sesión de práctica básica de MO, y pon especial atención a tu deseo. ¿Hay momentos en los cuales quien acaricia cambia la caricia de tal forma que disminuye la sensación en vez de incrementarla? Si es así, ¿estuviste dispuesta a pedirle que regresara a la caricia que provocaba mayor sensación? Al principio de la práctica, casi todas las receptoras titubean para comunicar sus peticiones a quien las acaricia. Como mujeres, estamos condicionadas a una relación con el sexo de "tomar lo que hay". Quizá nos sintamos lo suficientemente envalentonadas para pedir ciertas cosas más llamativas —como sexo oral o una posición en particular que nos guste—, pero cuando se trata de las sutilezas de movimiento, presión y velocidad, tendemos a quedarnos con ellas por miedo a insultar los ciertamente frágiles egos de nuestros amados hombres. Por su parte, dichos hombres se rehúsan a pedir nuestra guía por temor a parecer como que no saben todavía —tan sólo saber, sin tener que preguntar— exactamente lo que están haciendo. Así que terminamos con hombres que batallan todo el tiempo y con mujeres que actúan como si de verdad... Hoy, esa dinámica ha sido superada.

Chicos, su secreto ha quedado al descubierto: ella *sabe* que tú no siempre sabes lo que estás haciendo. Chicas, si hay algo que me sorprendió cuando me embarqué por primera vez en el negocio de ser una mentora del sexo fue el descubrimiento de lo mucho que los hombres desean nuestra retroalimentación, porque les ayuda a complacernos. Así que, vamos, ambos empiecen a hablar.

Hoy se turnarán para hacer ofrecimientos y peticiones a lo largo de la MO. Acariciadores: recurran al planteamiento que vimos en el capítulo 3: "¿Te gustaría que te acariciara más rápido/más despacio/más suave/más firme?". De esta forma, ella ratificará que ya estás haciendo un gran trabajo o te dará retroalimentación específica que puedas usar de manera inmediata. Receptoras: no olviden referir aquello que se sienta excelente —la presión que está ejerciendo en tu pierna, su mano debajo de tu trasero, la ubicación de la caricia— antes de hacer una petición. Luego, usa el mismo planteamiento de "Te gustaría...?". No estás preguntándole si *puede* acariciarte un poco más suavemente —por supuesto que puede, es perfectamente capaz—, más bien le estás preguntando si estaría *dispuesto* a hacerlo. Puede parecer una pequeña diferencia cuando lo lees aquí, pero se siente muy diferente en la práctica. Túrnense para hacer peticiones y ofrecimientos, con tres o cinco mensajes cada quien como meta en el transcurso de los quince minutos de sesión.

Ten en cuenta que nunca será suficiente practicar este enfoque. Ofrecer (por parte de él) y pedir (por parte de ella) es el revés de los mensajes de género que nos dio la sociedad. Las mujeres están condicionadas a no preguntar mucho; los hombres están condicionados a que es una señal de debilidad detenerse y pedir orientación. Como suele suceder con el *slow sex*, nos dedicamos a derrumbar el condicionamiento y reconstruir nuestro sexo desde los cimientos. Así que te invito a usar este enfoque no sólo hoy, sino con tanta frecuencia como la necesites hasta que pedir y ofrecer se convierta en algo natural para los dos.

Práctica del día ocho

Sesión 1: Práctica básica de la MO poniendo mucha atención a cualquier petición y ofrecimiento que no estés haciendo, 15 minutos + intercambio de impresiones

Sesión 2: MO de ofrecer y pedir, 15 minutos + intercambio de impresiones

Diario: Escribe durante diez minutos sobre tus dos sesiones de MO de hoy. En una escala del 1 al 10, ¿qué tan cómodo te sientes haciendo ofrecimientos/peticiones? ¿Sentiste que tu pareja sostuvo su parte del trato, haciendo cambios cada que se lo pedías o dándote la retroalimentación que le solicitabas? ¿Consideras útil esta clase de comunicación? ¿Te pareció cómoda? ¿Por qué sí o por qué no?

Día nueve: la MO de una sola caricia

Como mencioné antes en este capítulo, el enfoque de hoy —la MO de una sola caricia— a menudo se convierte en un favorito entre las mujeres. Su encanto tiene que ver con la sensación intensa y exquisita que produce, sí. Pero también es muy divertido ver lo *sorprendidos* que llegan a estar los hombres cuando se dan cuenta de cuán lento le gusta a ella en realidad. La MO de una sola caricia es justo eso: una caricia de quince minutos desde la parte inferior del clítoris hasta la parte superior y de nuevo hacia abajo. Acariciadores: su trabajo es mantener cierto ritmo de modo que la caricia dure los quince minutos completos. En cuanto a la presión, pueden variarla como gusten, ligera en algunos puntos y firme en otros. La finalidad (además del mero placer) es tan sólo mostrar, de manera muy abierta, cuán poco movimiento se requiere para hacer que una mujer se venga. Compara esta única caricia con lo que se anuncia como "sexo fabuloso" en los medios y ve cómo tus creencias sobre el sexo empiezan a cimbrarse, a estremecerse como... bueno, como tu mujer cuando le das una caricia sensacional.

Práctica del día nueve

Sesión 1: Práctica básica de la MO, 15 minutos + intercambio de impresiones

Sesión 2: MO de una sola caricia, 15 minutos + intercambio de impresiones

Diario: Escribe durante diez minutos sobre la MO de una sola caricia. ¿Qué se sintió dar o recibir semejante caricia, tan lenta y prolongada? ¿Qué diferencia hubo respecto a la sesión básica de MO? ¿Cumplió con las expectativas que tenías en mente? ¿Te gustaría intentarlo de nuevo? ¿Por qué sí o por qué no? ¿Qué le podría transmitir este ejercicio al modo en que tienes sexo "convencional"?

Día diez: juntar las piezas

Pues aquí estamos, en el día diez. Si han llegado tan lejos, aún hay un poco más que puedo decirles. Ya saben cómo hacer MO, y han tenido una probadita de todas las caricias. Así que, adelante, niños traviesos: usen las habilidades que han estado practicando durante los últimos nueve días y tengan dos MO seguidas. Intenten identificar todos los elementos con los que han estado jugando durante el programa de arranque, desde la ubicación y el intercambio de emociones hasta la presión y la velocidad. Y no olviden ofrecer y pedir a lo largo del camino. Y lo más importante, ¡quédense con la caricia y disfrútenla!

Práctica del día diez

Sesión 1: Práctica básica de la MO, 15 minutos + intercambio de impresiones

Sesión 2: Práctica básica de la MO, 15 minutos + intercambio de impresiones

Diario: Vuelve a leer las anotaciones en tu diario desde el primer día. ¿Cuál fue la diferencia entre la práctica de hoy y la del primer día del programa de arranque? ¿Las técnicas y los matices que practicaste estos últimos nueve días cambiaron tu experiencia de la MO? Si es así, ¿en qué forma? ¿Esperas continuar con una práctica diaria de meditación orgásmica ahora que terminaste el programa de arranque? ¿Por qué sí o por qué no?

Los secretos de los practicantes exitosos de meditación orgásmica

Prometí no tratar de convencerte de continuar con tu práctica de meditación orgásmica más allá del programa de arranque, y pienso cumplir esa promesa. Lo bueno es que en realidad no tengo que hacer mucho: la mayoría de las parejas que logran llevar a cabo el programa de arranque de diez días sí tienen el deseo de continuar con su práctica de meditación orgásmica indefinidamente. Si de verdad logran hacer despegar su práctica ya es otra cosa. La vida tiene su forma de frustrar incluso los planes mejor concebidos, pero cada año más y más parejas están haciendo un trabajo diario en la práctica de MO en sus vidas. He aquí algunos secretos que me han compartido, y que asimismo he descubierto en mi propia vida:

- **Establece una hora y una fecha habitual para practicar.** El primer secreto más importante para una práctica de meditación orgásmica exitosa es establecer tu MO como una cita recurrente. (Consejo: seguramente no querrás aprovechar el mismo calendario que usas para la oficina.) Programar cada MO puede terminar sintiéndose como saltar una valla tras otra, y después de cierto tiempo estarás obligado a cansarte y quedarte al margen. Así que haz una cita y apégate a ella. Algunas parejas hacen MO cada mañana antes de levantarse de la cama; otras lo hacen por la noche, un par de veces a la semana. La clave es determinar una hora y tomarla como algo inviolable. Hagan MO sin importar qué pase alrededor: ya sea que se acaben de pelear o que su hijo esté enfermo o que los dos prefieran tener sexo "convencional" esa noche, comprométanse para hacer la meditación orgásmica y ver qué sucede.
- **Sigan teniendo sexo "convencional"... tanto como quieran.** Era en serio cuando dije que la MO no es un sustituto del sexo convencional. Uno de los mayores miedos que escucho de los hombres en

las parejas que hacen MO es que si empiezan a hacer MO regularmente, sus mujeres ya no querrán tener sexo. En tanto que mi experiencia corrobora que pasa lo contrario, lo voy a subrayar una vez más: hacer MO no remplaza el sexo, lo mejora. En el siguiente capítulo hablaré de los detalles acerca de cómo puede mejorar tu vida sexual estándar. Pero por ahora, mientras programas tus MO, ¿por qué no concertar un par de citas de sexo también?

- **Busca a un entrenador de *slow sex*.** Recuerdo cuando intenté meditar sola en casa por primera vez: fue un desastre. Hasta que encontré a un instructor a quien podía llamar a cualquier hora para hacerle las preguntas que me iban surgiendo. En el *slow sex* es lo mismo: una pizca de apoyo de alguien que entienda te puede llevar muy lejos. A las parejas que vienen a nuestros cursos se les asigna un entrenador de *slow sex*, y tú puedes tener uno también. Tenemos un equipo de entrenadores listos y dispuestos a ayudarte a ti y a tu pareja, por teléfono o en persona. Para mayores detalles sobre cómo encontrar tu propio instructor, visita nuestra página en www.onetaste.us.

Seis

Lo que los hombres deben saber sobre las mujeres

Algunas de las recompensas de practicar la meditación orgásmica pueden percibirse de inmediato. Está el orgasmo, claro. También está la conexión y la comunicación con nuestra pareja, una intimidad más profunda, una apreciación mutua. A menudo hay un incremento en el apetito sexual, así como una mayor capacidad para sentir: sentirnos a nosotros mismos y a los otros también.

Luego aparecen las recompensas que vienen con un poco de retraso, las que quizá ni siquiera sepamos que estamos buscando hasta que las vemos brotando inesperadamente a nuestro alrededor. Una de las recompensas más gratificantes —y más prácticas— es que se va volviendo más y más difícil esconder nuestros deseos. Es evidente que todos tenemos el deseo de ver y de ser vistos, de comprender y ser comprendidos. Para cuando llegamos al final de un taller de *slow sex*, los hombres y las mujeres expresan este deseo unos a otros. No lo tengo que planear; de manera espontánea empiezan a hablar sobre lo que de verdad quieren del otro, cómo son incomprendidos y cómo satisfacer sus necesidades.

Cuando me di cuenta por primera vez de que esto estaba pasando, decidí hacerlo parte del taller. Separé a los hombres de las mujeres y le di a cada grupo treinta minutos para destilar las cosas más importantes que deben saber uno del otro. Luego reuní a los dos grupos e hice que se enseñaran mutuamente, mientras yo tomaba notas. Luego de varios años haciendo este ejercicio, la crema ha salido a la superficie. Los mejores, más dulces y más nutritivos deseos han surgido una y otra vez hasta convertirse en una suerte de canon de la sabiduría sobre lo que los hombres y las mujeres quieren. Lo que sigue en este capítulo y en el próximo son los diez descubrimientos más sorprendentes y reveladores que los hombres han hecho de las mujeres, y los diez descubrimientos que las mujeres han hecho de los hombres. Algunos parecerán un reto, otros resultarán controvertidos; otros tienen cierto sentido común, pero tendemos a olvidarlos, si no nos los recuerdan. Así que espero que tomes estas sugerencias como recordatorios, como temas para iniciar conversaciones y como un punto de partida para tu propia exploración orgásmica. La sabiduría colectiva aquí reunida me ha servido de muchas formas a lo largo de los años, y me siento honrada de poder compartirla contigo.

1. Para las mujeres, todo está conectado: su cuerpo, su corazón y su sexo; su trabajo, sus relaciones y su camino. Su mundo parece una telaraña, en donde todo se halla unido íntimamente a todo lo demás. Tu mundo se ve pulcro, perfectamente organizado y directo; hasta tus órganos sexuales están empaquetados con elegancia y compartimentados en el exterior. En cambio los suyos están dentro de ella, literalmente comparten un espacio con su estómago, sus vísceras y su corazón. Ten en cuenta esa diferencia y probablemente entiendas cómo compartir una cama, y una vida, con ella. Tal vez entiendas de pronto por qué el sexo nunca puede ser sólo sexo: está justo ahí en medio de toda la catástrofe. Para una mujer, no existe tal cosa como la separación. El sexo es alimento, es amor, es espíritu. Por eso el sexo la hace llorar. Por eso, cuando algo sale mal en un área muy diferente de su vida, puede sentir como que algo salió mal en su vida sexual también. Ella se embrolla y es encantadora y a veces confusa y a menudo complicada. Es como un caleidoscopio, y su cuerpo funciona de la misma forma. Tócala en un lugar, y lo sentirá en otros diez lugares. Circunda sus partes más sensibles, explorando los confines antes de lanzarte por el premio. Y ve poco a poco, más lento de lo que habías imaginado. No puedes sino incitar su orgasmo, un susurro a la vez.

2. Las mujeres quieren tener sexo tanto como los hombres, sólo que no se trata del sexo que ofrece el menú. Tal vez sea una exageración. Sí le gusta el sexo del menú, sólo que no se le antoja filete todos los días. Las mujeres apetecen variedad y sorpresa y espontaneidad; queremos el menú de temporada, el menú de especialidades. Queremos cosas que exciten y nutran y satisfagan cada parte de nosotras, porque cada parte de nosotras está conectada a otra parte. Queremos sexo ardiente pero también queremos sexo sedoso, terso. Queremos sexo culminante y queremos *slow sex*, ondulante. Queremos un rango. Queremos gradientes. Queremos que el sexo se mueva de lo lento a lo rápido, de lo duro a lo exquisitamente suave. Queremos que la sutileza y los matices nos sorprendan. Queremos una oportunidad de elevarnos y luego descender, no sólo una vez, sino una y otra y otra vez. Queremos comunicar nuestras sensaciones y escuchar acerca de las tuyas.

No nos creas si decimos que no queremos sexo. Queremos sexo más de lo que los hombres podrían imaginar. Estamos, casi literalmente, hambrientas de la sensación del orgasmo en nuestro cuerpo. Pero no nos han dado permiso de descubrir las sensaciones únicas de nuestro propio orgasmo, por lo que no sabemos cómo ordenar lo que deseamos. En esto, necesitamos tu ayuda. Necesitamos que nos ayudes a excitarnos, a descongelarnos y hacer que nuestras aguas fluyan de nuevo. Danos el tiempo, el espacio, y el permiso para saborear en un bocado cada posible sensación y comunicar cuáles nos gustan y cuáles no tanto. Muéstranos —el sólo decirlo no es suficiente— que no te aburres con esa clase de sexo que nos calienta de adentro hacia fuera. Haz MO con nosotras. Tócanos despacio. Prohíbe la regla de reciprocidad por una o dos noches, para que nosotras no dejemos de lado nuestro orgasmo con nuestra eterna excusa de preocuparnos por el tuyo. A cambio, conseguirás el acceso a un mundo entero de excitación —la nuestra. Serás confrontado, por fin, por una mujer que de verdad siente lo que quiere, que puede venirse con lo fuerte-rápido-caliente y guiarte también hacia el nutrimento-hidratación-expansión, todo en una deliciosa velada.

3. Las mujeres pedirán sus deseos más básicos. Por muchas razones, y con muchos resultados dolorosos, las mujeres han sido condicionadas para no comer, incluso cuando tenemos hambre, hambre de comida, hambre de amor y —lo peor para ustedes— hambre de sexo. Nos han enseñado que las mujeres buenas refrenan sus deseos, ni siquiera los sienten; que luchar contra nuestros apetitos es bueno, ceder ante ellos es malo. Como resultado, tu mujer tendrá la tendencia de pedir lo mínimo que desea, ya sea para una conexión, para comida o para sexo. Ella ordenará lo que cree que debe querer, dividido a la mitad. Ni siquiera explorará sus opciones porque ya sabe lo que le es permitido y lo que no. Y siempre dejará sobras en su plato.

Dicho de otra manera, tu mujer andará sin combustible, y andar sin combustible no es lo que quieres para tu mujer, a menos que te guste la irritabilidad, la impaciencia, la hipersensibilidad y que todo sea tu culpa. Porque en el espacio entre lo que ella pide y lo que quiere realmente, empieza a enconarse el resentimiento. Y a usted, caballero, será a quien culpe.

Averigua de qué tiene ganas y dáselo. Nunca aceptes su primera respuesta. Pregunta de nuevo. Y de nuevo. Y de nuevo. Hazlo parte de tu estrategia para aguijonear y empujar hasta que ella libere lo que está reteniendo y que su deseo aflore. Al principio su deseo puede parecer enojo. Puede que ella necesite desfogarse. No te lo tomes personal, incluso si dice cosas hirientes.

Sigue preguntando hasta que sientas que su verdadero deseo se haya liberado. Lo sentirás en tu cuerpo cuando finalmente lo haya dejado ir. No importa cuánta resistencia muestre, no dejes de preguntar hasta que lo sientas. La estás ayudando a desenmarañar una vida de condicionamiento: viejos hábitos, creencias y reglas que sofocan a la mujer brillante, hermosa y sexy que hay adentro. *Ella* es la mujer con la que quieres estar. De modo que si tienes que preguntar toda la noche, pues pregunta toda la noche. Sabrás cuando por fin hable de su deseo porque serás capaz de sentirlo, aterrizando con un agradable y abrupto sonido en tu cuerpo.

Entonces dáselo, y estarás dándole lo que nunca pensó que pudiera conseguir, no sólo el deseo, sino la aprobación de tener ese deseo, en primer lugar.

"Me sorprendió descubrir que otras personas notaron cambios en mí después de empezar la meditación orgásmica. Yo no le había contado a ninguno de mis colegas que estaba en un taller de práctica sexual, por supuesto. La gente sólo vio mi cambio. Me decían cosas como '¡Te ves excelente!', 'Estás más sonriente' y 'Te ves más relajada y más feliz de lo que jamás te había visto'. Me divertía pero desde luego no me atreví a decirles qué era lo diferente. Sólo noté cómo este tipo de comentarios surgía una y otra vez."
—Donna, 49 años

---

4. Las mujeres tienen tanta energía sexual como los hombres, sólo que se congela con más facilidad. La energía sexual es energía vital: todos la tenemos. Las mujeres no tienen menos que los hombres, pero sucede que la nuestra se congela con más facilidad. Tiene que ver con la imagen corporal, las relaciones anteriores, algo que le dijo su papá cuando tenía once años... Para cuando la conoces, probablemente esté tan helada que sólo le llega una pizca de deseo. Sin acceso constante al calor del orgasmo, el hielo se vuelve más y más profundo hasta que ya no hay acceso alguno al deseo.

El problema es que cuando el deseo se congela, todo lo demás también se siente aterido. Su cuerpo, su corazón, su coño. Todo está conectado, ¿recuerdas? Así pues, la energía sexual crece y crece, y ya no hay otro lugar a donde vaya más que a lo profundo de sí.

El asunto es que la solución —el sexo— parece el enemigo. Se le ve como un ejercicio difícil que hay que practicar sin haber calentado los músculos, un preámbulo a un todo adolorido y sensible. El sexo es tan potente, y ella está tan congelada, que teme que la rompa con el impacto. Así que en vez de moverse hacia el calentador, se aleja más y más, y de esa forma contrarresta la energía de mil formas: enzarzándose en peleas, lanzando dardos, repartiendo culpas.

Ayúdala a deshelar su energía, haz que se mueva otra vez, y comenzará a excitarse más fácilmente. Escúchala cuando esté hablando para que sienta la conexión entre ustedes. Sal a caminar con ella, prepárale un baño. Luego haz meditación orgásmica con ella, asegurándote de afianzarla con amor (y con una presión firme) cuando terminen. La MO es como una botella de agua caliente, pues hace que las cosas se derritan y suavicen de nuevo. Caricia tras caricia, puedes deshelar todas las predisposiciones que le dicen que no está a salvo siendo una mujer sexual, para que su excitación pueda fluir sin obstrucción.

"Mientras hago MO, y justo después, me llega un sentido de movimiento energético en mis extremidades y el centro de mi cuerpo. Me siento más relajada y alerta al mismo tiempo…, más lúcida."
                                                    —Petra, 28 años

---

5. Lo que de verdad quiere es que le brindes atención. Los hombres reciben muchos mensajes sobre qué darle a una mujer para recibir sexo y amor a cambio: joyas, cenas lujosas, una casa grande. Eso es el equivalente a acariciarla con mucha velocidad y presión. Es emocionante y bello, y se aprecia, sí, pero no alcanza el núcleo de nuestro deseo. Cuando pedimos estas cosas es porque hemos aprendido a aceptarlas como sustituto de lo que *en verdad* queremos pero que nunca hemos tenido: la experiencia vivificante de tener toda tu atención puesta en nosotras siempre que la queramos.

Si pretendes darle lo que quiere, muéstrale que puede obtener todo lo que necesite de ti. Contéstale las llamadas, concéntrate cuando tengas una conversación con ella y cumple tus promesas. Cuando se dé cuenta de tu amplia disponibilidad, el aullido de su inanición se aplacará para transformarse en un plácido ronroneo. Ya después, los regalos se convierten en una opción que tomas para deleitarla, en vez de una obligación con la que cumples con tal de apaciguarla.

6. Aprende a navegar en su deseo. Las mujeres quieren sexo: estamos ávidas de sexo. *Queremos* que nos exciten. *Queremos* seguir nuestro deseo. *Queremos* descongelar nuestra energía y hacer que se mueva para usarla en el sexo, las relaciones y todo lo demás.

Sin embargo, nos dan cien oportunidades para tener sexo y se nos ocurren cien buenas razones para no tenerlo.

Estoy muy cansada. Los niños no se han dormido. Hoy me siento gorda. Acabamos de comer, ¿no se supone que debemos esperar media hora? No tengo tiempo. Estoy en mis días. Necesito una siesta. No estoy de humor. ¿No te pedí que limpiaras el sótano?

He aquí el secreto: hemos sido programadas para mantener nuestro sexo encerrado y escondido. No es nuestra culpa: la mayoría de las veces ni siquiera nos damos cuenta de que lo hacemos. Nuestra madre (y la madre de nuestra madre, y *su* madre antes de ella, hasta el principio de los tiempos) nos creó así para que estuviéramos a salvo. El guión dice esto: *Cuando el sexo esté cerca, descubre un obstáculo increíblemente grande, arrástralo hasta media calle y luego échale la culpa por no dejarte tener sexo.*

Pero eso no es lo que de verdad queremos. Lo que en realidad queremos es dejar que el sexo entre en nosotras, que nos libere. *Queremos* la energía y el placer y la intimidad. Tenemos el deseo, sólo que no nos permitimos sentirlo.

De manera que tienes que aprender a navegar en el deseo de la mujer. Esto no se puede hacer mediante la fuerza, negociando, ni a través de la culpa. Sólo se puede lograr gracias a una solicitud cuidadosa y prudente. Cuando ella dice que no, pídelo otra vez. Y otra. La intención no es quedar bien, sino que estás tratando de que tu mujer sea *feliz*. Éstos son dos resultados muy diferentes. Cuando ella se niegue, no te voltees a otro lado en actitud de rechazo. En cambio, vela a los ojos y dile que la ves. Ves el deseo *y además* los obstáculos. Entonces ayúdala a despejar estos últimos para que el primero fluya. Promete ayudarla a lavar la ropa más tarde (esto no va a funcionar a menos que sí lo cumplas, así que *hazlo*). Haz planes para hacer ejercicio con ella en la mañana. Recurre al humor y la curiosidad para penetrar en su resistencia. Luego pregunta si ahorita es, en efecto, el momento para tener sexo.

Estás generando un ámbito de seguridad para que su deseo se asome, lo cual prueba que estás de su lado. Ayúdala a degustar su propio deseo de una forma en que ningún hombre se haya tomado la molestia antes. Luego deja que su deseo tome el control, hasta que te aviente a la cama y puedas cosechar las recompensas de su libertad para tu propio deleite.

7. Las mujeres no tienen idea de cuánto las aman los hombres. Sea cual sea aquello en que pongas tu atención, eso revelará sus secretos para ti, y yo he pasado mucho de mi tiempo ocupándome de los hombres. El secreto que he aprendido después de tanto tiempo de haberlos observado a ustedes es éste: las mujeres subestimamos por completo, total y fatalmente el deseo que ustedes tienen de complacernos.

Perdónennos; nuestro canal receptor a veces está saturado de estática. Después de tanto tiempo batallando para arrebatarles "de vuelta" nuestro presunto poder, parece una broma macabra descubrir que siempre nos han amado. Qué sorpresa. Lo único que puedes hacer aquí es ser cauteloso, sensato y tenaz en cuanto a recordarle a tu mujer que la amas y que siempre la has amado. Muéstraselo con bondad, humor y voluntad para complacerla aun cuando esté tratando de alejarte. Llévala a cenar, o mejor aún: prepárale la cena. Dale un masaje en los pies, vayan a ver la película que quiere ver, ofrécele una taza de té. Considérate un jugador clave en el juego de la dinámica hombre-mujer y procura curiosear sobre cuál podría ser tu siguiente jugada. Y —ésta es la parte más difícil— deja atrás cualquier resentimiento que hayas acumulado sobre haber sido acusado de un crimen que no cometiste. Algún día, cuando ella por fin vea quién has sido todo este tiempo, te lo recompensará.

8. Detrás de cada queja de una mujer hay un deseo. Temo perder mis credenciales y mi posición como mujer por esto, pero aquí va: *las mujeres han sido adiestradas para obtener lo que quieren al jugar el papel de la víctima.* Nos han congelado en el papel de la contención, de estar seguras que necesitamos pelear para ver satisfechas nuestras necesidades. Quejarse es una táctica primordial que usamos para lograr este fin.

Pero hay un secreto y es éste: detrás de cada queja de una mujer hay un deseo. La queja es como el foso peligroso alrededor del palacio de su apetencia. Su deseo es tan frágil que no puede revelarlo a cualquiera. Ella debe saber que tendrás cuidado con él, que de verdad lo quieres, y que lo tratarás con dignidad. Así que te hará trabajar por él presentándotelo como una queja.

Piensa en la queja como el vapor que se eleva de un delicioso plato de comida. El vapor es efímero, pero aun así te puede quemar. Ponle atención, pero no lo confundas con algo sólido por sí mismo. Simplemente es una señal. *Hay un suculento deseo aquí, está vivo; ven a encontrarlo.* Ella lo resguardará con todas sus fuerzas, así que debes desarmarla con humor, curiosidad y dulzura. Obsérvate: ten cuidado de no convertir tu humor en dardos. Cuando se queje, pregúntale con gentileza qué deseo hay detrás de eso. Persuádela para que te lo diga hasta que te crea que estás siendo sincero. Haz que el juego continúe en vez de que colapse bajo el peso de alguna queja. Cada queja es una ostra... con una perla de deseo por dentro. Ve y encuéntrala.

9. Las mujeres no son simplemente hombres sin honor. Mi elección de carrera mandó a mi mamá a terapia. Le preguntaba a su terapeuta: ¿por qué estaba intentando yo matarla? ¿Por qué estaba intentando destruir su vida? ¿Por qué le estaba dando la espalda a todo lo que ella me había enseñado? Por suerte, la terapeuta entendió algo que mi mamá no había entendido. Le explicó que no es que yo no tuviera los mismos valores que mi madre y que estuviera siendo insolente, sino que yo operaba en un *código completamente distinto.* Al seguir mi pasión, estaba siendo honesta con mi propio código.

Lo mismo vale para todas las mujeres. No hemos jurado lealtad al código de los hombres y luego faltado a él en flagrancia. Somos leales a un código completamente distinto.

No nos importa que ustedes no sean como nosotras; nos gusta que ustedes puedan ser tierra y nosotras, aire. Sin embargo, sí queremos que aprendan a ser flexibles, como un árbol que puede mantenerse arraigado pero aun así moverse con el viento.

Si te confunde algo de lo que decimos, no te lo tomes personal, simplemente pídenos replantearlo. Si hacemos algo que vaya en contra de las normas y preceptos de los hombres, úsalo como una oportunidad para ampliar tu propio rango. Resiste la tentación de hacer la pregunta para la que no hay respuesta de "¿Por qué no pueden ser como nosotros?". Y no te creas la fantasía de encontrar a una mujer que sea como hombre; alguien así no existe. Considera la fuerza que se va albergando en ti gracias a las pruebas que te pone una mujer. Si puedes aprender el delicado arte de equilibrar esa fuerza con flexibilidad, la verdadera maestría será tuya.

10. Ella no quiere ganar. Ella no quiere que sea a "su" manera, ella quiere que sea de "nuestro" modo. Ella quiere colaborar, negociar. Dicen que en Marruecos los vendedores ambulantes se ofenden si un cliente acepta su precio de entrada porque el regateo es la forma de crear un vínculo; es la forma en que se relacionan, en que crean intimidad. Las mujeres operan de la misma manera. Queremos que ambos lados consigan un poco de lo que quieren porque es entre "tú" y "yo" que las relaciones se crean.

Sin embargo, no se los hemos comunicado a ustedes y negociar no corresponde a su inclinación natural. Ustedes están condicionados a ser independientes. En su mundo, ustedes deciden o ella decide. Uno o el otro. Así que cuando ella se toma a mal que no la hayas incluido en algo, que ni siquiera se te ocurriera consultarla, lo que escuchas es que *ella* lo quiere hacer. Y entonces te retiras, creyendo que ésta es la forma de hacerla feliz. Pero eso no la hace feliz. En el paso de "lo nuestro" a "lo de ella", la relación se pierde. Ella se siente abandonada y tú, irrelevante.

No te conformes con dejarla salirse con la suya. Tu consentimiento no tiene valor para ella. Lo que ansía es tu participación. Ella quiere unirse contigo y tomar mejores decisiones de las que cualquiera de los dos tomaría por sí solos. Hay una forma muy fácil de hacerla feliz. Siempre preséntale tres opciones. Investiga tres diferentes restaurantes a los que te gustaría llevarla, y luego dale a escoger. Piensa en tres ocasiones diferentes en las que puedan practicar MO juntos y déjala escoger una. Sentirá que la sostienes porque te tomaste el tiempo de reducir las opciones. Se sentirá respetada por ti porque la dejaste decidir. (Además te quedarás con una de tus tres opciones favoritas, que siempre es más de lo que obtendrás cuando dejas que ella se salga con la suya.)

Siete

Lo que las mujeres deben saber sobre los hombres

Generalizar y decir que las mujeres son exigentes y que los hombres están a nuestra merced puede ser tentador. Pero habrá que darle permiso a un grupo de hombres atentos de expresar los deseos que resguardan en sus corazones y quizá te sorprenda lo que descubras. Los hombres son tanto más complejos como más fáciles de entender de lo que muchas mujeres se dan cuenta. A continuación aparecen las diez principales cosas que quieren que sepamos, una lista que también funciona como las diez principales formas de mantener a nuestros hombres amados en su mejor estado.

1. Los hombres experimentan reafirmación a través de la felicidad de la mujer. Las personas a menudo se preguntan cómo convencer a los hombres de practicar la meditación orgásmica —como si fuera necesario forzarlos a acariciar los genitales de una mujer por quince minutos. A las mujeres incluso nos sorprende cuán dispuesto, y hasta honrado, se siente de hacer MO con nosotras. Apenas creemos que pudiera ser algo fácil. Saciar nuestra hambre y satisfacer nuestras necesidades siempre se ha sentido como una lucha. Así que al principio sospechamos: *Debe de ser porque es sexual. Le gusta todo lo sexual. Seguirá sin sacar la basura cuando se lo pida.*

Y luego se van a casa y de repente tienen muy buena disposición para sacar la basura.

Un alumno lo explicó de la mejor manera. "Si ella está feliz, eso me hace más feliz". Éste es el secreto dador de vida: *Él juzga qué tan bien le va según la felicidad de la mujer con la que está.* La medida de su hombría es qué tan feliz estás *tú.* Entre más feliz estés, más feliz estará él. Cuando estés excitada, no hay nada que él no pueda hacer. Así que la MO se convierte en el mejor amigo que él haya tenido. Es una forma a prueba de tontos de hacer que su mujer sea orgásmica, y una mujer orgásmica es una mujer feliz.

Recuéstate y deja que te saque un orgasmo. No hay necesidad de sentirse culpable; esto es algo por lo que ha estado esperando. Déjalo acariciarte, y obsérvalo responder de maneras que nunca te habías imaginado.

"Al principio, yo siempre prefería tener sexo o darle sexo oral o hacer algo que lo hiciera sentir bien a *él*, para gustarle más. Fue un gran reto para mí recostarme simplemente y sentir. Tenía este miedo de que cuando practicáramos se diera cuenta de que no me amaba. Pero pasó lo opuesto. Nunca en la vida había sido capaz de confiar tanto en una relación como en ésta, porque ahora no tengo que adivinar cómo se siente. Cuando hacemos MO, puedo *sentir* cómo se siente." —Sarah, 30 años

2. Si quieres que te trate como su igual, entonces sé su igual. Algo que las mujeres me dicen con frecuencia es que retienen el sexo porque el sexo es la única carta que tienen. Deben jugarla con astucia. Si la dan muy pronto, o con mucha frecuencia, ya no les queda nada. Él tendrá todas las cartas y, ¿entonces qué va a pasar?

El problema con esta estrategia es simple. Los hombres en realidad no quieren tener todas las cartas. Sólo actúan como si las quisieran porque es lo que creen que las mujeres quieren. Ellos piensan que las mujeres los quieren todopoderosos. Los chicos creen que es la única forma en que se sentirán protegidas, y hasta donde han entendido, las mujeres necesitan protección. Si tuviera un dólar por cada vez que he escuchado a un hombre decir, "¡No le puedo decir eso, no lo va a aguantar!", tomaría ese dinero y compraría un espectacular en el Times Square que dijera, *¡Ella no está rota!* El problema es que *parecen* estar rotas a menudo. Si alguien tiene que cubrir la posición *alfa*, tendrá que ser él.

Pero no estás rota, protestas. Tú puedes aguantar tanto como él, si no es que más. (Deja que *él* pruebe la menstruación y el parto, y veremos quién está roto.)

Tienes razón. Y sin embargo, ésta es una de las cosas más dolorosas que les tengo que señalar a las mujeres: trabajamos muy duro para convencer a los demás de que simplemente no podemos. Somos las reinas del "sí, pero..." Estamos listas en cualquier momento para recitar una letanía de nuestros defectos, de todas las razones por las cuales no somos suficientes. Esto funciona con nuestras amigas; hace mucho tiempo que sabemos cómo leer entre líneas. Pero los hombres se toman las cosas literalmente. Si le hablas de todas las formas en que eres menos, lo va a empezar a creer.

Si, por otro lado, le muestras tu habilidad —qué tan entera puedes estar, que *sí* puedes aguantar—, entonces su necesidad de ser el alfa va a disminuir.

Esto es clave, pues una de las grandes esperanzas de mis alumnas es que sus hombres puedan aprender a mostrar más emociones, a ser más íntimos, dejarlas entrar. Entiende que él no puede mostrarte sus emociones si pareces estar derrumbándote todo el tiempo. Si él es abierto contigo, primero tienes que enseñarle que puedes aguantar sus emociones. Muéstrale que puedes apoyarlo.

Una vez en un taller, una mujer estaba llorando al grado de no poder hablar. Le estaba diciendo a su esposo cuánto le dolía que él ya no fuera emocional. Su respuesta lo dijo todo: "¿Cómo puedo serlo? Uno de nosotros tiene que mantenerse cuerdo".

Él hará todo lo que pueda para mantener el equilibrio. Si te ve en un estado perpetuo de derrumbe, va a columpiarse hacia el lado opuesto. Si quieres que se sienta seguro soltándose, entonces te toca desarrollar el músculo de la firmeza. Tu firmeza por sí misma le dará la libertad de mostrarte lo que está pasando en su corazón.

3. Ser amable es la carta ganadora. Conozco a tantas mujeres fantásticas, mujeres que son inteligentes y sexys, ocurrentes y encantadoras, mujeres con carisma y empuje, que pueden trabajar por una jornada de diez horas y luego preparar una cena para ocho invitados sin siquiera tomarse una siesta; mujeres que parecería que pueden hacer todo. Todo menos encontrar a un hombre y quedarse con él. Ven a los hombres que ellas desean enamorándose irremediablemente de mujeres que no son tan inteligentes, que no son tan sexys, que no sabrían cómo escoger el vino más adecuado para acompañar un pollo con mole; mujeres que no han logrado absolutamente nada en su vida. ¿Por qué *ellas*?

Cuando los hombres dirigen la clase y las mujeres hacen esta pregunta, por un momento se quedan aturdidas ante la respuesta. Es simple, señalan los hombres. La mujer por quien se deciden es la que se porta *amable* con él. Aquella que lo ama, quien él ve que lo aprecia.

"Haríamos lo que sea en el mundo por ustedes", dicen ellos, "si creyéramos que eso las haría ser *amables* con nosotros."

El resto de tus atributos empalidece en comparación. Todo lo demás es añadidura, más para tu placer que para el de él. Esto no quiere decir que tus logros no sean importantes, son lo que hace que la experiencia de ser *tú* sea lo bastante divertida para que tu alegría se desborde en él. Pero más importante que tus atributos es tu capacidad de sentirte llena tú misma para que puedas explayarte hacia él con cariño. Empieza con un momento de apreciación genuina y ve sintiendo tu camino a partir de ahí.

4. Díselo a un hombre cada vez como si fuera la primera. El oído femenino, como todo lo demás de nosotras, está entrenado para operar en múltiples canales. Por eso podemos todas hablar al mismo tiempo y aún así entendernos. Por eso sabemos lo que ella está diciendo, incluso aunque *no* esté diciendo lo que en realidad *quiere* decir —porque podemos escucharla en muchos diferentes niveles, incluso los silenciosos.

Los hombres están entrenados para escuchar bien en un solo canal a la vez. Si te acercas a él con más de un canal de transmisión —diciendo una cosa pero queriendo decir otra—, perderás tu objetivo por completo. Sólo escuchará el mensaje que dices en voz alta. Lo mismo ocurre cuando se trata de sexo. Para las mujeres, el sexo opera en muchos canales a la vez. Se trata de emoción, conexión, alimento y —a veces, aunque no siempre— de deseo. Cuando lo están "haciendo", lo "hacen" en múltiples niveles. Sin embargo, tu hombre sólo lo está haciendo en un nivel a la vez. Odio decírtelo, pero la mayoría de las veces sólo lo está "haciendo".

La forma de hacer que los dos mundos converjan, ya sea en la comunicación o en el sexo, es ir despacio y repetir. Di todo como si lo estuvieras diciendo por primera vez. Cada caricia es una nueva caricia. Cada solicitud es una nueva solicitud. Sin condescendencias, ni juicios; sólo la voluntad de empezar de nuevo, otra vez en cada momento.

5. Reparar es lo que hace un hombre cuando no tiene ni idea de cómo excitarte. A nosotras se nos ha enseñado que la única forma de satisfacer nuestras necesidades es asumiendo el papel de la víctima, colapsándonos, rompiéndonos con el peso de nuestro deseo sin cumplir. Tu hombre te quiere ayudar, pero lo único que ve es a ti, acostada, rota. No escucha el deseo, sólo escucha la queja. Así que se lleva la queja a su pequeño taller, saca sus fieles herramientas y empieza a reparar.

Trata de reparar el problema, de arreglar a su mujer y hacerla feliz de nuevo.

Pero claro, que reparen no es para nada lo que queremos. Cuando no estamos excitadas, lo que queremos es que nos *exciten*. La excitación ocurre a través del juego. Queremos que nos tienten y nos seduzcan, no que nos piquen y nos aguijoneen. Queremos que nos abracen y nos sientan, no que nos digan qué hacer. Cuando él recurre a su banca de trabajo y empieza a reparar a distancia, lo acusamos de ineptitud. Sentimos que no nos ve, como si no nos comprendiera. La verdad, lo único que está haciendo es responder a lo que parece una emergencia de la única forma que conoce.

En cambio, tú puedes usar su naturaleza reparadora para inspirar tu propia excitación. Recuerda que esta tendencia de situarse en el modo de hombre multiusos es su forma de decir "te amo". Es lo único que tiene. Podrá ser en una lengua extranjera, tal vez con puras consonantes y ninguna vocal, así que resulta un poco burda, torpe, pero es un "te amo" al fin y al cabo. Deja que el amor te llene, te excite, y luego redirige con gentileza a tu hombre hacia tu deseo.

> "La mayoría de los hombres de mi edad ni siquiera saben cómo tocar a una mujer. No los culpo. Nunca aprendieron, así que ha sido increíble que mi pareja me toque de una forma que en verdad se siente bien por primera vez."   —Donna, 58 años

6. Su condicionamiento le dice que sea autónomo e independiente.
Por un tiempo, en OneTaste dimos muchos cursos sobre sexualidad específicamente para las mujeres. Luego un día tuvimos la brillante idea de darlos para los hombres. Lo llamamos "Lo que diez mujeres quieren que sepas", y es exactamente lo que los chicos obtuvieron: a diez mujeres

reales diciéndoles exactamente lo que querían que los hombres supieran de las mujeres.

Como te podrás imaginar, había mucho que decir.

Yo moderé la discusión y vi cómo cada uno de los hombres se acercaba, silencioso, sin mover un músculo. Nunca tuve un público tan cautivado, ni antes ni después. Pensé que nos habíamos sacado la lotería, éste era el mejor y más increíble curso que habíamos creado. Estos hombres no querían perderse una palabra de lo que las mujeres les estaban diciendo.

Pero luego los hombres salieron a comer algo en el descanso, y ya no volvieron.

No podíamos entenderlo. Estos hombres parecían *amar* el curso, nos ponían toda su atención sin mostrar señales de sobrecarga. Pero luego desaparecieron antes de que terminara.

Sólo lo entendí una vez que dejé de ver a los hombres como mujeres, mujeres que están condicionadas a conectarse en grupos, y por lo tanto a sentirse cómodas contándoles sus sentimientos a aquellos que las rodean; que asienten cuando les gusta lo que están escuchando y que hacen muecas o se voltean cuando no les gusta. Desde que éramos unas niñitas, se nos enseñaba a volar en bandadas, por eso sabemos reconocer nuestras señales y cómo hacer saber nuestros sentimientos en forma sutil.

Tenía que empezar a pensar en los hombres como hombres, quienes están entrenados desde una edad temprana para mantenerlo todo adentro, quienes se sienten más cómodos como entidades independientes. Estos hombres en el curso no tenían idea de qué comunicarnos puesto que les estábamos dando demasiada información. No pensaron que tenían el derecho de decirnos ya basta, que estábamos yendo demasiado lejos. Más bien se aguantaron todo, y huyeron en la primera oportunidad.

Con los hombres debemos ir despacio y refrenarnos con frecuencia, darles muchos descansos y oportunidades de desahogarse. De otra manera, mucho antes de que notes algunas señales, pueden sobrecargarse y huir. La lección es ésta: una caricia a la vez.

Y hombres, cuando se pregunten qué consejos dimos en aquel curso, todo se reduce a una dulce solicitud: sé más tú. Eso es todo. Muéstrate ante nosotras. Es lo que siempre hemos querido.

7. Él en verdad es así de simple, que no es lo mismo que ser tonto. Uno de mis ejercicios favoritos en el taller es hacer que los hombres y las mujeres digan en pareja todo lo que les venga a la cabeza durante dos minutos. Las mujeres empiezan, y se la pasan muy bien. Están soñando con una nueva vida o pensando en la boda de su amiga o planeando un viaje a México o preguntándose qué está pasando con la pareja al otro lado del salón. Cuando suena la campana, se escucha una queja generalizada. ¿Se acabó el ejercicio? Pasó tan rápido.

Luego hacemos que los hombres hablen.

Dije, *luego hacemos que los hombres hablen.* ¡Hombres, empiecen a hablar!

Y luego se oye otra queja de aflicción, esta vez porque ellos no tienen nada que decir. En serio. ¿Qué se supone que deben decir? Cuando se acaba el ejercicio, se puede escuchar un suspiro de alivio.

El cerebro masculino, para sorpresa de las mujeres, de hecho parece enfocarse en lo que *él mismo está haciendo en este momento.* Todos los delicados matices que una mujer ve que ocurren a su alrededor, todo el tiempo... ni siquiera los detecta su radar. Esperamos que él se comunique a través del lenguaje corporal y silencios estudiados. Él, por el otro lado, ya dijo todo lo que necesitaba decir. No pudo haber sido más claro. Por eso nuestros hombres se frustran cuando estamos siempre pidiéndoles que nos digan cuatro veces lo que *en verdad* quisieron decir. Lo que *en verdad* quisieron decir lo dijeron, justo lo que dijeron y nada más. Les han enseñado a concentrarse, a ser francos, directos y honestos. Dicen lo que piensan. La integridad va antes que cualquier cosa. Así que cuando no te cuente detalles, no lo tomes personal. No es que no te ame, o que no pueda sentirte. Es que ya te dijo. Retoma sus palabras y deja que se asienten con todo su peso. Quizá descubras que ya no tienes más preguntas.

8. Cuando golpeas, duele. ¿Recuerdas la primera vez que heriste a alguien que amabas? Probablemente eras una niña jugando con tu hermanito o con tu mejor amiga, y estaban haciendo travesuras como todos los niños. Tal vez estabas empujando con mucha fuerza y en cierto nivel sabías que te estabas pasando de la raya, pero no pensaste que causarías algún daño. No tenías la verdadera intención de *herirlo*. Así que cuando empezó a llorar —a llorar en serio, con grandes y jugosas lágrimas que caían de sus pestañas hasta su playera—, el dolor fue como si en el quirófano alguien intentara quitarte el corazón sin anestesia.

Así es como se sienten las mujeres en clase el día que los hombres les dicen la facilidad y la frecuencia con que los lastimamos con lo que decimos. La primera vez que escuché a un chico decírmelo con tanta honestidad, creí que el remordimiento en mi pecho podría dejarme una cicatriz.

Lo veo también en mis sesiones de capacitación. Por ejemplo, con una pareja que participa en clase sin que el hombre diga mucho. La mujer dirá algo que puede parecer inocuo si no estuvieras escuchando con atención, y él explotará. "¿Escuchaste eso?", dirá él, "¡Ya no aguanto sus humillaciones!" Y ella lo mirará como si el hombre tuviera cuatro cabezas.

Ella pensará, "¿*Captó* eso?". Casi todas las mujeres no tienen idea de que los dardos que lanzan aterrizan en él. Con el transcurso de los años hemos aprendido que la única forma de conseguir nuestros deseos es metiéndolos a la fuerza por la puerta trasera. Así que empezamos a apretujar muchísimo, e incluimos —en el caso de esta pareja— gran parte de nuestro propio dolor. Queremos que se nos reconozca, pero nunca hemos llegado muy lejos mediante la comunicación directa. Así que disimulamos nuestros verdaderos sentimientos con una broma, o una sonrisa, o un cumplido ambiguo, hasta que nos damos cuenta de que cuando lo doblegamos —aunque lo hagamos con una sonrisa—, él lo percibe.

En clase hacemos un ejercicio en el que, a lo largo del día, los hombres levantan la mano cada vez que una mujer dice algo hiriente. Es sorprendente la cantidad y la frecuencia con que se ven manos alzadas. Es una llamada de atención para las mujeres; ¡los hombres de verdad *sienten*!, aunque hayan sido adiestrados para no reconocerlo, para dejar que se les resbale por la espalda, para desestimar nuestro comentario como una cantaleta o que sólo estamos refunfuñando o que "estamos en nuestros días". En ese único ejercicio, la verdad sale a flote: nos perciben, aun cuando creemos que somos sigilosas. Es un ciclo vicioso: somos groseras porque creemos que él no nos va a hacer caso si decimos lo que deseamos directamente, pero él no nos hace caso porque somos *groseras*.

El remedio es la comunicación; pura, simple, diáfana. Empieza con el sexo, con la meditación orgásmica. Dile lo que está haciendo bien, y pregúntale si puede hacer esta única cosa de forma un poco diferente. Sé neutral. Recuerda la primera regla: lo que más quiere es que seas feliz y que seas amable con él. Enséñale que estás de su lado durante el sexo, que lo estás preparando para que tenga éxito en el trabajo de esta vida, y pronto podrás cumplir tus deseos en la cama y más allá.

9. Los hombres se confunden cuando las mujeres retienen información. Nosotras somos mejores en cuanto a estrategia que un general militar. Cuando tenemos algo importante que decir, lo rumiamos todo el día. Pensamos en doce formas distintas de decirlo para conseguir justo la respuesta que estamos buscando. Esperamos y esperamos el momento perfecto. Usamos toda nuestra energía para contenernos mientras tanto. Planeamos cómo es que vamos a emplear 25 por ciento menos palabras de las que en realidad queremos usar, ya sabes, para causar *impacto*. Luego esperamos y nos contenemos, esperamos y nos contenemos hasta que ya no podemos seguir quedándonos con eso y lo tenemos que dejar salir.

Para entonces, es inevitable que le salga todo torcido y suene histérico. En primer lugar porque sólo 75 por ciento de la información está ahí. En segundo lugar porque el deseo no expresado tiene una vida muy corta. Cuando apenas brota, es todo luminoso, brillante y perfecto..., pero si lo dejas pendiente hasta que según tú sea "el momento justo" puedes garantizar que se pondrá mohoso, apestoso y blando.

Y luego nos sorprendemos de que se enoje o esté confundido o de que ni siquiera haya captado el mensaje. ¡Hicimos un gran trabajo urdiendo una estrategia! ¡Esperamos! ¡Usamos 25 por ciento menos palabras de lo que queríamos! Tal vez debimos de haber enviado nuestra tercera versión del correo electrónico y no la sexta...

No habría importado, claro. Descifrar cualquier mensaje que le hayas enviado, justo en la forma que querías que le llegara, requeriría un psíquico de primera clase. O una mujer. Dudo mucho que tu pareja sea ese psíquico, y si tu pareja es mujer, probablemente tienes una serie completamente diferente de problemas de comunicación (si es que mi propia historia sirve como ejemplo). Los hombres están acostumbrados a relacionarse con el mundo a través de la comunicación *abierta*, de modo que puedes tener por seguro que no sirven para entender cualquier cosa que en realidad no *digamos*. No importa qué tan fuerte se lo gritemos desde nuestra cabeza. Tenemos que comunicarnos con pa-la-bras sen-ci-llas y sim-ples dichas en voz alta. Entre más específicas, mejor.

Esto no quiere decir que los hombres no sean seres sensibles. Como se discutió previamente, ellos sienten, y mucho. Incluso cuando no entendieran del todo lo que estabas tratando de decir, saben si hubo algo ahí cuya intención era indirecta. Es como cuando sostienes junto a la guitarra un diapasón para afinarla y la cuerda con la misma nota empieza a vibrar. En un nivel tácito, él resuena con tu frecuencia. Y duele.

¿El secreto? Él puede resonar con tu frustración y tu confusión y tu dolor. Pero también con tu deseo, y responder en consecuencia. Así que díselo. Usa un lenguaje simple. No te quedes con nada. Y míralo ponerse a la altura de las circunstancias. Es lo que mejor hace un hombre.

10. La aprobación lo excita. La aprobación —la tuya— es todo lo que busca. Cuando un hombre puede sentir la aceptación genuina de una mujer por quien es él, cuando se complace en lo que hace por ella, se ilumina como la torre Eiffel. Inmediatamente tratará de averiguar qué hizo para merecerlo, y hará eso una y otra vez con la esperanza de una respuesta similar. Las mujeres pensamos que es mucho más complicado que eso. Pero la verdad, a los hombres les encanta sentir que son queridos, necesitados, deseados, apreciados. Es la forma en que un hombre sale de su cueva: es la forma de mostrarle que lo "hizo bien". La aprobación es el combustible que hace arder con brillantez ese fuego dentro de él.

La parte difícil es que al crecer como una mujer, probablemente te enseñaron que mostrar aprobación "en exceso" te traería atención *no deseada*. Quizá la lección funcionó demasiado bien. O te enseñaron a no añadir combustible al fuego de su excitación mostrándole cuán excitada *te sentías* en su presencia. Así aprendiste a no hacerles demasiados elogios a los hombres, a no dejarlos ver la parte sensible de ti que experimenta alegría pura y desenfrenada en su presencia. Quizá también te enseñaron el desdén por los hombres demasiado necesitados, quienes se nutren con elogios y cumplidos. No te enseñaron la sutil pero importante diferencia entre los falsos elogios y la apreciación genuina, una diferencia que él puede percibir.

Así, aprendimos a esconder nuestra propia y genuina excitación, fabricando todo el tiempo una falsa excitación para conseguir lo que queríamos de él. El problema es que, en el proceso, los hombres aprendieron a desconfiar de todas nuestras excitaciones, hasta las de tipo auténtico. Ayúdalo a confiar en ti de nuevo. Dale lo verdadero, lo que aprendiste a mantener oculto. Eso es lo que él quiere sentir. Cuando das el salto y compartes tu excitación con él, el resultado es el fuego de la intimidad que los dos ansían tener.

Ocho

El *slow sex* se encuentra con el sexo convencional

Seamos honestos. Cuando nos encontramos por primera vez, casi ninguno de mis alumnos está buscando una práctica de meditación sexual. Lo que está buscando la mayoría es mejor sexo. Más sexo, para empezar, pero también más profundidad, más conexión y más sensación orgásmica de la que ya están teniendo. Resulta que consiguen justo lo que buscan, pero no de la forma que esperaban, pues lo que escucho una y otra vez de los mismos alumnos es que una vez que empiezan a practicar, es la misma MO la que los mantiene practicando. La MO es así de mágica; desde afuera es imposible ver lo que puede ser tan especial y asombroso de ella. Pero una vez que la experimentas, la nutrición que sientes habla por sí misma.

Lo mejor es que esta nutrición se filtra y revitaliza todos los aspectos de tu vida también, especialmente el sexo "convencional". Al fin y al cabo, todo está conectado. Transforma tu relación con la sexualidad en un área y eso tocará todas las demás áreas en el proceso. Así es como el *slow sex* entra al campo del sexo "estándar": de forma natural y sin ayuda alguna de tu parte. Al mismo tiempo, no tiene nada de malo ayudar y ser cómplice del proceso. Puedes ocuparte del sexo convencional de la misma forma en que has aprendido a ocuparte de la sensación en la meditación orgásmica. En este caso, eso significa infundir cada interacción sexual con los mismos tres ingredientes del *slow sex*: despojarse, advertir las sensaciones y pedir lo que deseas.

También significa aprender a saborear una experiencia con la que estamos acostumbrados a batallar. Cuando tomamos el clímax como nuestro objetivo —en vez de simplemente sentir cada caricia conforme se va dando—, tendemos a chocar con el sexo, por ir acelerando mientras avanzamos. Es como si estuviéramos abriéndonos paso en una tormenta de viento, esforzándonos para llegar a la meta. Como resultado, nos perdemos todo lo que está disponible para nosotros ahora. No tenemos tiempo de absorber las sensaciones que estamos buscando y, como resultado, terminamos más hambrientos de lo que empezamos.

"Antes de que empezáramos a practicar la MO, el sexo se trataba del clímax. Ahora los dos tenemos más aprecio por el placer que viene antes. Esto puede significar que mutuamente decidamos terminar el sexo antes de que uno de los dos o ambos alcancemos el clímax porque hemos llegado al grado en que nos sentimos muy bien y queremos llevarnos esa energía a la siguiente cosa que hagamos. Ahora el sexo se trata menos de deshacernos de la energía, y más de empezar a moverla para que se convierta en combustible para el día".—Stefan, 37 años

El antídoto para esta mentalidad de llegar a la meta es aprender a aguantar. Aguantar significa romper el hábito de tender siempre hacia el frente. Significa saborear la sensación del viento contra nuestra piel en vez de intentar escapar de ella; dejar la orientación de la meta y sentir nuestro orgasmo adondequiera ir. Tal vez quiera moverse hacia el clímax, tal vez no. De cualquier forma, seguimos su dirección. Dejamos que serpentee por su camino, merodeando por una sensación tras otra, hasta que se haya llenado. Esta decisión de saborear nuestra experiencia es lo que le pone la "lentitud" al *slow sex*. Bajamos la velocidad y de repente podemos sentir lo que no éramos capaces de percibir antes: sentimos nuestro propio deseo. Su anhelo por el clímax y la resolución, su textura y movimiento. Todo lo que es, lo cual *somos nosotros*.

Slow sex vs. Sexo convencional

Sexo convencional	Slow sex
Te ves bien	Te sientes bien
Libros de guía, reglas e instrucciones	Sabiduría instintiva
Obligación	Deseo
Fantasear	Atención a la sensación
Buscar que el sexo ocurra	Dejar que el sexo ocurra
Volumen	Potencia
Incremento de la sensación a través de la presión	Incremento de la sensación a través de la atención
Lineal	Serpenteante
Presión	Tranquilo o sin esfuerzo
Alivio a la comezón de la superficie	Sumergirse para una plenitud más profunda
El objetivo es el clímax	El objetivo es sentir cada caricia
Entumecimiento después del clímax	Sensación matizada después del clímax
El mito de la insaciabilidad	La experiencia de llenarse
Control	Rendición

Un nuevo tipo de clímax es el siguiente paso natural, circula a través de ti en vez de que te pase *a ti*. Con esta clase de clímax estás presente para cada caricia conforme se va dando. Ya no estás tenso, con contracturas, esperanzado en conseguir algo. Estás relajado, alerta y conectado con tu pareja mientras la sensación aumenta, llega al máximo y se desborda. Hay cierto reposo en ella, como el hielo que se derrite gradualmente hasta convertirse en agua. La gratificación llega a estar disponible a cada momento.

El proceso de transformar el sexo "convencional" en *slow sex* es, por supuesto, un arte más que una ciencia. Debe suceder de forma natural; no hay instrucciones paso-a-paso, ni una técnica que te pueda ofrecer. A lo mejor que puedo aspirar es a inspirarte, a indicarte la dirección correcta. Los tres ejercicios siguientes tienen precisamente esa intención, ilustran la experiencia de una persona —la mía— con las versiones "lentas" del sexo oral y del coito. Mi esperanza es que puedan inflamar dentro de tu cuerpo esa intuición que te trajo al *slow sex*, en primer lugar. Te invito a leerlos, tal vez en voz alta para tu compañero. Atiende las sensaciones que estos ejercicios provoquen en tu cuerpo mientras los haces, y toma de ellos cualquier idea que resuene contigo.

Luego deja a un lado este libro. Siente tu deseo y deja que tu propia y única receta para el *slow sex* se te revele, caricia por caricia.

Slow sex para mujeres

Yo les digo a mis estudiantes que el *slow sex* está hecho para mujeres. Las mujeres desean de forma natural ese sexo conectado, terrenal, sensual y artístico. Queremos permiso para excitarnos. Queremos que nuestros hombres nos ayuden a alcanzar ese objetivo. Nuestras reglas sólo son estas tres:

Avanza despacio. Más despacio de lo que te puedas imaginar. Tan despacio que puedas sentir a la mujer, oler y probar cada una de sus células.

Sé impredecible. El orgasmo de la mujer responde al elemento sorpresa. No lo pienses demasiado, sólo déjate sentir. Sigue tu propia sensación a donde sea que te quiera llevar; los deseos se incrementan mutuamente, así que lo que se sienta mejor para ti será el camino de mayor sensación para ella también.

Aprende a sostenerte. Una vez que la lleves a un grado de sensación intensa, no te muevas. Sostente ahí lo más que puedas para que ella absorba todo el placer que tenga disponible.

Haz de estas pautas tus únicas jugadas, tu única técnica. Puede parecer que estás navegando hacia mar abierto sin un mapa, pero está bien. Deja que tu deseo sea tu brújula. Conéctate a tus sentidos y deja que te guíen. Has perfeccionado tus habilidades con la meditación orgásmica; ya no hay nada qué hacer más que confiar. El orgasmo está ahí. Quiere abrirse paso. Siente tu camino, y todo lo que ella siempre supo que debería estar disponible del sexo de pronto estará a su alcance. Frente a tus ojos, ella florecerá en la mujer excitada que siempre has deseado.

He aquí la pequeña inspiración que te ayudará a empezar.

Ejercicio. Sexo oral para ella

El *slow sex* siempre empieza en el mismo lugar: en el deseo. Siente tu cuerpo, tus sensaciones, tu deseo. Tan simplemente como puedas, dile a tu pareja lo que quieres hacer. No hagas nada que no provenga de un verdadero lugar de deseo. Si quieres chupar su coño, no necesitas decir nada más que eso. La verdad de tu deseo plantará una semilla en ella que rápidamente se convertirá en su propio deseo.

Primera parte. Preparación

Primero considera practicar MO. Una mujer que ha sido acariciada estará pesada y llena de sangre, será como una cueva de terciopelo, expandida por el orgasmo, una superficie hinchada y reluciente. Cada poro, cada nervio estará expuesto, abierto, pulsando y listo para tu toque.

Si escoges empezar de esta forma, díselo con anticipación. Hazla sentir que la estás cuidando al salvaguardarla en cada paso del camino, justo desde el principio. Dile que esperas acariciarla, pero que no le darás caricias de afianzamiento al final como normalmente lo haces.

A cambio, la dejarás en éxtasis, plena y lista. Tendrás cuidado de poner aparte todo el equipo para la MO mientras ella espera el siguiente curso.

Haz de cada movimiento una maniobra para atraerla en vez de ir a encontrarla. Atráela físicamente y con palabras: para las mujeres, no hay nada más erótico que la comunicación íntima. Habla con ella; pídele que te diga lo que está sintiendo. Y recuerda que no hay un objetivo en el *slow sex*; simplemente estás atrayendo su orgasmo, una hebra a la vez. Deja que tu único deseo sea extender su deseo, para que ese deseo te alcance a ti. En el proceso estarás dándole la rara oportunidad de sentir la profundidad, el peso y el poder de tu propia apetencia. Ayúdala a darle la bienvenida a la experiencia de la sensación de éxtasis, para que pueda empezar a seguirla en vez de irse al lado opuesto. Le estás dando ese regalo cuando vas despacio.

Segunda parte. Persuade a su orgasmo para que florezca

Habla con ella. Dile que esta noche usarás tu cuerpo como un imán. Extráele hasta la última gota de aflicción y deseo. Cada parte de su cuerpo cobrará vida; hasta la última pulgada de tejido te estará buscando y se estirará hacia ti. Todo lo que normalmente mantiene comprimido y retraído subirá a la superficie. La sorprenderás con la enormidad de lo que eres capaz de sacar de ella. Es tan raro extraer el sexo de una mujer, que muchos de nosotros jamás lo hemos sentido. Mientras sacas su deseo, ella podrá ver su sexo estirarse quizá por primera vez.

Si aún no está desnuda, ayúdala a quitarse la ropa. Ve despacio; recuerda, para ella nunca podrías ir demasiado despacio. Demórate. Muéstrale que te importa cada botón, cada gancho, cada cierre. Siéntala en la orilla de la cama e híncate frente a ella. Quítale las medias o las calcetas de una en una. Luego ayúdala a recostarse en la cama, asegurándote de que esté cómoda y con apoyo. Mientras te esté viendo, quítate tu propia ropa. Siente tu propio cuerpo calentándose.

Empieza con sus pies. Presiona sus arcos con tus pulgares, presionando y soltando alternadamente hasta que sientas que de verdad se deja ir y exhala en cada sensación. Si no sientes que se relaja, pídele que te comunique sus sensaciones. Pídele que te diga qué se siente estar en su cuerpo. Sigue sacando sus sensaciones hasta que ya esté verdaderamente lista para empezar.

Toma una rodilla en cada una de tus manos y abre sus piernas, firmemente y con gentileza. Presiona durante un momento más; hazla saber que está siendo llevada. Siente cómo se relaja a la experiencia de que la abras. Lentamente desliza tus manos por sus pantorrillas y agarra sus tobillos. Mantenla ahí hasta que sientas que se relaja un nivel más.

Lentamente deslízate por su cuerpo, manteniéndote a dos centímetros de ella. Deja que la punta de tu miembro recorra tocando ligeramente su pierna. Una vez que llegues a la altura de su cara, mírala fijamente sin tocarla. Luego recárgate hacia atrás sobre tus rodillas. Asegúrate de que la estés montando pero sin tocarla. Tómala de los brazos y ábrelos, presiónalos sobre la cama hasta que sientas que se deja ir.

Consejos para darle sexo oral a ella

Empieza con una MO. Prepara su cuerpo acariciándola primero.

Dale seguridad. Dile todo lo que vas a hacer antes de hacerlo.

Comunícate. Dile lo que estés sintiendo en tu cuerpo y pregúntale qué está sintiendo ella.

Permanece presente. Debes estar ahí para recibir las sensaciones que surjan a lo largo del ejercicio.

Afiánzala con frecuencia. Presiona su cuerpo firmemente pero con gentileza a medida que avances, para afianzar su energía y hacerla sentirse conducida.

> **Ve aún más despacio.** Ve más lentamente de lo que creas.
>
> **Haz una pausa y siente.** Detente y contente de vez en cuando.
>
> **Sigue tu propio deseo.** Haz lo que se sienta bien en tu propio cuerpo
> y lo que se sienta bien en el de ella también.

Mueve tu cara hacia la de ella una vez más. Siente el calor entre los dos. Siente cómo el calor se incrementa entre más permanezcas sobre ella. Si se mueve, dile que se quede quieta. Ella no es responsable de ti. Pon tu cara cerca de su cuello, bajo su mandíbula, para que tus labios casi toquen su piel suave. Quédate ahí y deja que la emoción se acumule en tus labios. Toma pequeños sorbos de aire, sacando de nuevo una parte más profunda de ella a la superficie.

Pasa tus dedos por uno de sus pezones con movimientos circulares y muy ligeros, teniendo cuidado de no tocarlo. Repítelo del otro lado. Lleva tu boca por su pezón y deja que el calor húmedo de tu aliento lo cubra, como si estuvieras empañando una ventana. Ahora, que tu boca se cierna sobre su vientre y sus pechos, respirando contra su cuerpo con una exhalación lenta y caliente. Continúa bajando por su cuerpo, pasando por su vulva hasta sus muslos.

Tercera parte. Atrae su orgasmo

Con un solo dedo, suave y amablemente acaricia sus labios menores. Añade lubricante si eso se siente bien. Siente lo suaves que son sus labios, como un pañuelo. Siente cómo, cuando la acaricias ligeramente, casi puedes sentir la rugosidad de tus propias huellas dactilares.

Lleva tus dedos justo debajo de su clítoris. Luego pídele con suavidad que te diga un secreto. Dile que no te moverás hasta que te diga algo confidencial. Luego no te muevas ni un centímetro hasta que lo haga. Cuando empiece a hablar, mueve tus dedos con mucha, mucha ligereza. Muévete con lentitud un milímetro más cerca de su clítoris sin tocarlo directamente. Acércate tanto como puedas sin tocarlo de hecho. Muy, muy cerca.

Dale pequeños y suaves besos, como si tus labios estuvieran envueltos en gasa.

Lleva tu lengua hacia dentro de sus muslos. Lame el interior de cada muslo como si lamieras una bola de helado que se derrite por los costados del cono. Saca su deseo de entre sus muslos con tu lengua. A medida que su deseo se acumula, empieza a chupar muy ligeramente la parte interna de su muslo.

Ahora pon una mano en cada una de sus caderas y presiona con intención firme y una suave presión. Mientras lo haces, deja que tu cara merodee sobre su coño. Siente cómo vas atrayendo su deseo. Continúa presionando suavemente sus caderas hasta que puedas sentirla hundiéndose en la cama.

Pídele que te diga cómo se siente su coño. Mientras te cuenta, lame el valle donde se encuentra el interior de su muslo con su coño. Después de que te haya dicho cómo se siente, a cambio cuéntale una sensación que tengas tú. Sé específico. Describe cómo se siente tu pene, cómo se siente tu pecho, qué color, presión, textura y qué movimiento estás sintiendo por dentro.

Lame el borde exterior de los labios mayores por los dos lados. Lame justo lo suficiente para sentir la sangre dentro de sus labios moviéndose bajo la presión de tu lengua. Luego, empezando en su introito, haz correr tu lengua por la línea central de su coño, mojando lentamente su clítoris. Después de unas cuantas suaves caricias, abarca todo su clítoris con tu boca. Atráelo hacia ti. Mueve tu lengua por la parte inferior de la cresta del clítoris, donde los labios menores comienzan a separarse. Deslízate hacia arriba y hacia abajo de la cresta, chupando con suavidad mientras lo haces.

Haz una pausa y siente cómo su clítoris se extiende por sí solo aún más adentro de tu boca, deseando más. Ahora, envuelve todo su clítoris con tu boca entera, dejando que tus labios se relajen y se suavicen hasta que ella ya no pueda distinguir dónde terminan y dónde empiezan sus propios labios vaginales. Mueve la parte interior y suave de tus labios alrededor del capuchón de su clítoris mientras dejas el centro de tus labios envolviendo su clítoris. Haz grande y suave tu boca. Cada cierto tiempo, hazte hacia atrás y exhala calor sobre su clítoris antes de sumergirte de nuevo y succionar un poco más.

Cuarta parte. Adéntrate

Curva tu lengua e insértala en el hueco que se forma bajo el capuchón, justo arriba del clítoris. Hay un punto en algún lado a lo largo de la parte superior de la cresta del clítoris donde podrás sentir una ligera corriente eléctrica, como cuando frotas tu lengua sobre un alambre de cobre. Sigue moviendo tu lengua sobre ese punto. Métele la lengua ahí, cava profundamente como si estuvieras hurgando dentro de ella. Siente cómo entre más atención le des, más se expande ese punto hasta que esté pulsando bajo tu lengua. Una vez que esté pulsando, sabrás que su punto está abierto. Envuelve con tu boca todo su capuchón mientras mueves tu lengua sobre ese punto, justo arriba del clítoris.

Mientras la sigues chupando, desliza dos dedos dentro de ella. Siente en tus dedos cómo la sangre de su piel está caliente mientras lo haces. Siente el peso de su coño. Llega más adentro, hasta el punto que sería la parte dorsal de su clítoris y encontrarás justo ahí un punto suave, como la cabeza de un bebé. Descansa tus dedos ahí. *No necesitas moverte.* Sólo presiona muy ligeramente. Nota cómo la presión empuja su clítoris desde atrás, cómo emerge aún más hacia tu boca. Chúpalo como si succionaras todos sus jugos.

Siente los jugos fluir hacia tu panza y hacia tu miembro.

Empieza a mover tu lengua a un ritmo lento que pueda captar.
Si comienza a sentirlo apretado o tenso, retrocede y respira. Exhala.

Pregúntale si desea el clímax, si quiere que la chupes hasta que
se venga. Si dice que sí, dile que la vas a atraer más que presionarla.
Pídele con amabilidad que te comunique si le gustaría que te movieras
más rápido o que aplicaras más presión. Luego continúa empujando su
clítoris desde atrás con ligereza, mientras chupas y mueves tu lengua
sobre ella. No necesitas añadir velocidad o presión a menos que ella lo
pida. Sigue chupando, pero retrae tu lengua encima de su clítoris para
que pueda asegurarlo en ti. Puedes crear un arco hermoso donde la
sostengas en total inmovilidad mientras se viene.

Mientras ella se desborda, mantente presente. Sigue conectado.
No intentes hacer que se venga; simplemente magnetiza su orgasmo
hacia ti. Siente cómo hay una carga eléctrica recorriendo su cuerpo.
Mientras dejas de chupar, siente su cuerpo entrar en esas contracciones
que te son familiares. Entre más te quedes en la inmovilidad, más poderosas serán las contracciones. Se sentirá como si su coño succionara
tus dedos hacia dentro, jalándote hacia él.

Conforme las contracciones disminuyan su intensidad, retrocede lentamente para que puedas aplicarle presión a su cuerpo. Puedes
aplicar presión en cualquier lugar de su cuerpo y eso afianzará su coño;
recuerda, para una mujer todo está conectado. Móntate en ella y presiona
tus manos contra su corazón y su pecho, entre sus senos. Lentamente
mueve tus manos hacia sus hombros, y una vez más presiona firmemente hacia abajo. Cuando sientas que se relaja, estírate y recuéstate
sobre ella hasta que puedas sentir cada parte de su cuerpo exhalando.
No te preocupes si empieza a llorar. Envuélvela con tus brazos para
que sepa que sigues ahí.

Luego, tú dile a *ella* un secreto.

Slow sex para hombres

Siempre hemos pensado que lo que quieren los hombres es simple: sexo. Y claro, sí quieren sexo. Todos lo queremos. Pero al contrario de la mitología popular, el sexo en su definición tradicional no es *todo* lo que los hombres quieren. Quieren llegar al clímax, sí, pero también quieren el orgasmo, el orgasmo en su forma más expansiva: ese estado de absorción total en una sensación placentera que todos estamos buscando para nutrir e hidratar una parte más profunda de nosotros mismos. Los hombres quieren los dos lados del orgasmo, es decir, también el lado al que las mujeres llegan de manera más natural. Además, quieren conectarse con nosotras porque tenemos el acceso a lo que ellos se están perdiendo.

Sin embargo, nosotras estamos congeladas en un estado de retención de ese orgasmo, sin saciar nuestro propio apetito por miedo a perder terreno con él, por miedo a que el deseo saquee e incendie lo único que poseemos que es verdaderamente nuestro. Hemos usado tácticas de distracción, quejas y ruindad (tanto sutiles como obvias) para mantener segura nuestra bodega, pues nos da por creer que el orgasmo es lo único que tenemos.

Como resultado, estamos muriéndonos de hambre.

Así que cuando planteamos la pregunta: "¿Qué es lo que quieren los hombres?", la respuesta es simple. Ellos quieren saber cómo descongelarnos, porque las mujeres tenemos la llave de lo que más quieren en la vida: la llave de su felicidad.

Ah, y quieren sexo. Eso también. Pero quieren el tipo de sexo que una *mujer* desea de verdad, el tipo que la excita, el tipo que disfruta tanto como él. Así que, justo como les indiqué a los hombres que acariciaran en pos de su propio placer durante la MO, mi sugerencia primordial para las mujeres durante cualquier forma de *slow sex* es ir tras su propio placer antes que el de él. Esto es fácil de hacer durante la MO, y parece factible (si no es que exactamente el statu quo) cuando se trata del coito también.

206

Hacerle sexo oral a él, no obstante, es un asunto diferente. Aunque éste no es el caso para todas y cada una de las mujeres, en general hemos clasificado el sexo oral como un acto de altruismo desinteresado. Si acaso lo disfrutamos, será porque nos hace sentir poderosas —es una de las pocas formas en que podemos arrodillarlo constantemente— y también porque genuinamente lo amamos y nos hace feliz proporcionarle un placer tan exquisito. Pero ¿usarlo como un camino confiable, incluso preferido para alcanzar nuestro propio orgasmo? La mayoría de nosotras no lo ha considerado y no sabríamos por dónde empezar a intentarlo.

Llevar los principios del *slow sex* al arte del sexo oral es un punto de partida. Despójalo, percibe la sensación en tu cuerpo y sigue tu propio deseo. Aquí hay algo para que empieces.

Ejercicio. Sexo oral para él (o mamar para darle placer)

Primero, tiene que haber deseo, el tuyo. No el deseo de brindarle placer, ni el deseo de conseguir algo a cambio, sino simplemente el deseo de sentir tu boca que lo envuelve, el deseo de percibir las sensaciones que suben y bajan, de tu coño a tu lengua, mientras acaricias su pene de arriba abajo con tus labios; que te excite la forma en que sus gemidos silenciosos entran en tu cuerpo, mezclándose con tus sensaciones hasta que parece que son tuyas tanto como suyas.

Si lo estás mamando por alguna otra razón, no sigas adelante. Sólo estarás volviendo a congelar lo que habías conseguido aflojar, lo que se había hecho más permeable, más líquido mediante la MO. Haz algo diferente en su lugar: ten coito, haz una MO. Pospón el sexo oral lento para otro día, hasta que la idea de chupar su miembro para tu propio placer encienda dentro de ti un deseo tan poderoso, tan innegable que nada te podría mantener alejada de eso.

Primera parte. Preparación

Mira a tu hombre. Velo por todo lo que es, por su fuerza y su rudeza, así como por su vulnerabilidad y sus decepciones. Siente el amor que tienes por él. Siente el deseo que tienes por él. Luego, si tu deseo de verdad está ahí, pregúntale con delicadeza, con amabilidad, si te dejaría chuparle el miembro. Adviértele que lo harás por tu propio placer; esto será diferente del sexo oral que pudo haber recibido en el pasado. Deja que eso aterrice en su mente. Dale la oportunidad de percibir la sensación de tu deseo verdadero. La verdad de que estás haciendo esto por *ti*, porque lo vas a disfrutar tanto, sino es que más, que él. Puede que nunca haya sentido esto; no te muevas demasiado rápido.

Segunda parte. Prueba la sensación de su excitación

Pídele que se quite la ropa, y quítate la tuya también. Ve a tu propio paso, pero no sientas la necesidad de demorarte. Deja que se recueste en la cama. Ayúdalo a ponerse en posición; pon almohadas debajo de sus rodillas y bajo su cabeza. Ajústalo y acomódalo. Quieres que sienta cómo lo vas llevando. No necesita hacer nada. Tú tienes el control. Muévelo para que se adapte a tu deseo; sigue las sensaciones que percibes en tu propio cuerpo.

Deja que tu instinto animal salga a la superficie de tu piel. Deja que tus pechos rocen su cuerpo mientras te mueves sobre él y siente la electricidad que se genera entre los dos. Tal vez él quiera reacomodarse, pero no le toca en este momento, impídelo. Si sientes que está a punto de moverse, detenlo usando una presión firme y amable a la vez, sosteniéndolo hasta que se quede quieto. Dile que no está a cargo. Recuérdale que aprecias su ayuda, pero que no la necesitas, pues tú tienes esto completamente bajo control. Tócalo de la forma en que tocas algo que conoces muy bien, algo de lo que eres dueña. Toma posesión de su cuerpo. No seas insegura, no vaciles.

Consejos para darle sexo oral lento a él

Alimenta tu propio apetito. Sólo dale sexo oral si de verdad lo deseas.

Cuéntale sobre tu deseo. Dile cuánto quieres chuparle el pene y cómo lo harás por tu propio placer y no el suyo.

Fíjate en él. Míralo fijamente antes de empezar.

Afiánzalo de manera repetida. Ejerce una presión firme sobre su cuerpo durante todo el acto para que sepa que tienes el control.

Siente tu cuerpo. Advierte tus propias sensaciones sobre la marcha.

Ve más allá. Explora la parte inferior de su pene, sus testículos y el punto suave detrás de tu propia garganta.

Sé consciente. Permanece presente y consciente durante todo el acto.

Siente tu propio deseo y disfruta mientras palpas su cuerpo. Deja que tu excitación saque la suya. Siente cómo sus músculos y sus huesos descansan bajo tus manos. Asegúrate de quitarle todo lo que quieras.

Huele su piel. Inhala su olor de la misma forma que un animal seguiría la de su presa. Atrae su olor hasta tu vientre, luego hacia tus genitales. Lo estás llevando adentro de ti. ¿Cómo se siente ahí?

Pon tu oreja en su vientre y escucha sus sonidos. Adéntrate en él de esta forma; ve qué tan lejos puede penetrar tu atención. Escucha la forma en que su cuerpo ruge y hace ruidos sordos. Siente la vitalidad dentro de él, cómo cada parte de él está en movimiento.

Ahora haz presión firmemente en su pecho. Ve si puedes empujar con tu propio cuerpo interno, el que es invisible. Empuja como si te estuvieras empujando a ti misma contra él, como si pudieras ver a través de su piel y al interior de su pecho. Luego descansa ahí. Mantente dentro de él. Luego permite que tu cuerpo se deslice por el suyo, de la misma forma en que frotarías tu cuerpo en unas sábanas de seda.

Tercera parte. Atrae su orgasmo

Frota cuidadosamente tus mejillas y tu cara contra la cara anterior de sus piernas. Siente cómo estar cerca de su miembro te electrifica. Percibe cada sensación a medida que te vas acercando más y más. Absorbe cada sensación como si estuvieras digiriéndola. Siéntela expandirse en tus extremidades, nutriendo cada célula de tu cuerpo en el proceso.

Cuando ya no aguantes las sensaciones de deseo, entonces estás lista. Tómalo en tus manos.

Mira su pene. Estúdialo con cuidado. Observa el color alrededor del borde, la forma en que la vena late por ese miembro erguido. Siente la suavidad de su órgano, cómo cuando no está completamente dura, es casi como un pequeño animal. Siente su calor que irradia hacia la piel de tus manos. Si mueve sus caderas para disminuir la sensación que tu atención le está generando, usa una mano para presionar con firmeza su cadera replegándola de nuevo hacia la cama. Recuérdale que él no está a cargo. Deja que el calor de su miembro penetre en tu piel una vez más.

Imagina a qué sabrá. Luego siente tu propio cuerpo. Siente tus propios genitales y tus labios, cómo tal vez se hinchen con la sola idea. Siente tu propia vulva y advierte cualquier sensación que haya ahí. ¿Hay calor, u hormigueo, o un deseo de poner freno para aferrarte a esa sensación? Intenta apretar tu perineo, como si quisieras destrabar o descongelar algo ahí dentro. Luego vuelve a poner tu atención en su miembro.

Mueve una mano bajo sus testículos, simplemente por el placer de sentirlos en tu mano. No lo estás tocando por ninguna otra razón más que por el hecho de que tú misma lo disfrutas. Puede ser que él empiece a mecerse y a gemir; no te distraigas. Siente sus testículos, cómo parecen moverse ligeramente en tus manos, cómo no están a su propia merced. Luego siente la firmeza debajo de ellas, en la base de su pene. Presiona ligeramente, masajeándolo. Siente cómo el eje de su miembro se mueve en tu mano cuando lo presionas. Empieza a menear su miembro con las dos manos, de un lado a otro, como si estuvieras bamboleando suavemente la parte inferior de su pene para aflojarla. Siente cómo las dos partes se hinchan al unísono.

Ahora es el momento de liberar tu propio deseo. Libéralo. Luego libéralo un poco más. Permite que tu deseo se alce como una ola; imagina que tu apetito más profundo está a punto de ser satisfecho. Puedes sentirlo profundamente desde tu estómago hasta tus genitales. Ahora imagina qué se sentiría tener algo caliente y suave y eléctrico tocando ese punto escondido dentro de ti. Siente tu apetencia de eso, e imagínala colmándose.

Cuando estés lista, llévate su miembro a la boca. Frota tus labios contra la cabeza. Dale una probadita como si dieras un sorbo, tocando apenas tu lengua. Saboréalo. Dale besitos del modo en que besarías la cabeza de un bebé, con esa clase de besos que te hacen sentir mejor al darlos. Cuando estés lista, cubre la punta con tus labios, cerciórate de que tus dientes no rocen su pene. Relaja tus labios tanto como puedas; con la práctica será posible lograr esto. Sostén su miembro en la base con una mano, envolviéndolo con tus dedos en forma de "o". Usa tu otra mano para jalar hacia arriba desde la base, bajo sus testículos. Permítete chupar su glande cuidadosamente, humedeciéndolo con tu saliva.

Procura que tus movimientos sean lentos. Toma todo lo que puedas de su cuerpo; jálalo hacia ti. Jala su miembro hacia tu lengua. Sumérgete en la sensación de rozarlo con tus papilas gustativas. Golpetea con tu lengua al frenillo del pene, esa "v" que se forma al frente de su glande. Deja que tu lengua encuentre esa ranura. Cuando estés lista para una sensación diferente, desliza tu lengua hacia abajo sobre la vena que corre por su pene. Siente cómo tiene una especie de flotabilidad, cómo se abulta en cualquier lado que tu lengua oprima. Saboréalo hasta abajo.

Sólo cuando hayas tomado de él todo el placer que puedas tras haberlo lamido y chupado, mete su miembro en tu boca. Métclo tanto como te sientas cómoda. Déjalo descansar ahí en tu boca, como si dejaras que un pedazo de chocolate se derritiera en tu lengua. Deslízalo aún más adentro, lentamente, hacia la parte posterior de tu garganta.

Hay un secreto que te voy a compartir. En la parte posterior de tu garganta hay un punto suave y carnoso donde puedes encontrar una sensación intensa de placer. La mayoría de las mujeres nunca lo descubre porque requiere que deslices el miembro más allá del reflejo de náuseas. Ve despacio y relájate. Estás en una misión de descubrimiento. Ve si puedes deslizarlo hasta el fondo hasta que puedas hacer chocar ligeramente su miembro contra ese punto suave de tu garganta. Si lo logras, siente cómo te provoca contracciones en la garganta. Relájate con ellas. Siente cómo pueden ser tan placenteras como las contracciones en tu coño cuando él te acaricia. Deja que tu garganta se ablande y envuelva su miembro mientras acaricias tu punto suave con su punta. Siente cómo parece repercutir en tu coño con ondas que van hasta allá y luego vienen de regreso a tu garganta. Siente cómo tu boca empieza a sentirse como una extensión de tu coño.

Sácalo lentamente de tu boca. Siente ese placer. Mientras sacas su miembro de tu garganta, chúpalo ligeramente, de modo que lo jales suavemente en direcciones opuestas. Siente cómo cuando se relaja la tensión en tu garganta, se expande en ondas por el resto de tu cuerpo. Luego, vuelve a llevarlo a tu garganta y nota cómo toda tú pareces tensarte y apretar en torno a él. Deja que todo tu ser se amolde alrededor de él de esta forma. Reúne toda tu atención y ponla en su miembro dentro de tu boca.

Si te das cuenta de que estás emocional, no te contengas. Deja que todo fluya. Siente lo sexy que es dejar ir todo decoro, sentir tu apetito en vez de intentar verte bien.

Cuarta parte. Adéntrate

Siente tu propio cuerpo y la energía del orgasmo corriendo a través de él. ¿Tienes el deseo de llevar a tu pareja al clímax? Si es así, sigue metiéndolo y sacándolo de tu boca, usando tus manos como una extensión de tu boca. Con tu lengua, presiona el frente de su miembro mientras tú vas de arriba abajo. Deja que tu lengua golpee su frenillo cada que subes.

Lo vas a sentir hinchándose en tu boca mientras se prepara para desbordarse. Observa tu deseo. ¿Tienes hambre de recibir su semen en tu vientre? En ese caso, deslízalo de nuevo a tu garganta y ordéñalo hasta el clímax. Si no, que tus manos se encarguen del toque final.

Mantente consciente y presente mientras se desborda. Siéntelo contraerse en tu boca o en tus manos. Muévete lentamente. Una vez que haya terminado, apriétalo firmemente. Sostenlo ahí. Justo como él te afianza después de una MO, él puede aguantar más presión de lo que probablemente esperarías. Sostenlo hasta que lo sientas posar su energía en su cuerpo, o en el tuyo, hasta que se sienta como que algo ha exhalado por completo.

Levántate y moja una toalla con agua caliente. Exprímela y envuelve su miembro con ella. Límpialo con dulzura, usa tu atención para limpiarlo con cuidado, despacio e íntimamente. Luego usa una toalla seca. Tómate tu tiempo para eso. Estás afianzando su cuerpo y el tuyo también, estás integrando la experiencia orgásmica que los dos tuvieron juntos.

Coito lento

El coito es el plato fuerte, el glorioso corazón palpitante de nuestro universo sexual. Convoca lo mejor de todo lo que tenemos: cuerpo, alma, carne, deseo. Pero debido a que brilla tan intensamente, no puede sino sacar nuestra sombra también, nuestra vergüenza y nuestra inhibición, nuestras inseguridades y nuestros miedos más arraigados.

El coito es la chispa que pone toda la vida en movimiento; literalmente, es el principio de todo. De todo excepto el *slow sex*, como ya habrás notado. En este mundo, el coito viene al último, después de que nos hemos despojado y descongelado y aprendido a sentir y a abrirnos. Porque ese mismo carácter central, su primacía dentro del panorama sexual, significa que magnetiza nuestros hábitos más necios y complicados. Hemos cargado tantas *ideas tremendas* al respecto, y por tanto tiempo —desde que teníamos diez o doce o dieciséis años—, que se requiere de un nivel bastante alto de MO para desaprender antes de que podamos confiar en nosotras mismas para dejarnos caer en sus cálidos brazos sin la armadura de la expectativa, el juicio y la autocrítica.

Pero sí se puede hacer. Todo lo que se necesita es restar lo extra, dejar que la sensación trace tu camino y mantenerse abierto a lo que sea que surja en el transcurso. Y si bien el sexo no se lleva con una receta, con los años he descubierto que le sienta perfectamente recibir un empujoncito en la dirección correcta. Así que aquí te ofrezco, para que te inspires y no tanto para que lo repliques tal cual, una guía de *slow sex* para ponerse lentamente a... *coger*.

Ejercicio. Coito lento

Empecemos, como siempre, con el deseo. A uno le vienen a la mente muchas razones para tener sexo, algunas de ellas basadas en el deseo y otras no. Pero en esta ocasión, que sea por deseo. ¿Qué sensaciones de deseo puedes percibir en tu cuerpo? ¿Se sienten cálidas, resplandecientes, en aumento? ¿Se sienten pegajosas, hormigueantes, dolorosas? ¿Puedes percibir el deseo de tu pareja usando tus propios sentidos como termómetro? ¿Te atrae el deseo de tu pareja, te absorbe? ¿O te repele, aunque sea un poquito, como el lado opuesto de un imán? Siente el deseo de fusionarte, con la danza íntima que se va formando entre ustedes. No necesitas añadirle nada. Simplemente tómate el tiempo para experimentar las sensaciones en tu cuerpo antes de empezar.

Primera parte. Preparación

Escoge con cuidado el lugar donde vayan a tener sexo, asegúrate de que se sienta exuberante y sexy, un refugio seguro, un nido donde tu deseo pueda salir ileso de su caparazón. Lleva almohadas o cobijas si quieres un soporte mullido. O despoja del todo la experiencia y propicia las sensaciones al desnudo en ambos, limitándose a una sábana, o a la cama.

Deja las luces prendidas, sin que deslumbren ni hieran la vista, sino que sean tenues y apenas reveladoras. Permite que tu pareja vea cada parte de ti, que extraiga cada nutriente que tengas para ofrecer.

Ayuda a tu pareja a quitarse la ropa. Híncate frente a ella; ayúdala a quitarse los calcetines; desliza sus pantalones hacia el piso. Luego deja que te ayude con los tuyos, desabrochando cuidadosamente tu cinturón, abriendo con lentitud el cierre de tus pantalones, con el suéter sobre la cabeza, el pelo despeinado, revuelto y hermoso.

Prepárense el uno al otro, con sus cuerpos desnudos calentándose con cada toque. Prendan sus sentidos: sus sensaciones y su gusto, su oído y su olfato. Pálpense el uno al otro; prueben la piel del otro. Sientan el cuerpo de su pareja bajo sus manos; vean si pueden recorrer con la punta de sus dedos cada parte de su cuerpo antes de recostarse.

¿A qué sabe él? ¿Huele a algún animal, salvaje y acre, o como la luz del sol, dulce y salado al mismo tiempo?

Siente los tratos que hacen sus cuerpos. Usen todo el cuerpo. Estírense y amóldense uno al otro. Sientan el motor acelerando dentro de ustedes; sientan la urgencia de montarse y complacer esa comezón que los llevó a ese lugar. Hunde tus dientes en la carne de tu pareja, hincándolos y luego descansando. Deja que él sienta el peligro de tu apetito más profundo salir a la superficie. Repara en los momentos de timidez o en las oleadas de poder. Pon atención. Estás entrando a una relación no sólo con tu pareja, sino también con el orgasmo que ya está surgiendo entre ustedes.

Consejos sobre el coito lento

Siente tu deseo. Experimenta la creciente excitación y habla de eso con tu pareja.

Escoge el lugar adecuado. Crea un espacio que haga juego con el tipo de sexo que quieres tener.

Deja las luces prendidas. El sexo no es algo para mantener a oscuras.

Desvístanse juntos. Saborea la revelación del cuerpo de tu pareja, momento a momento.

Ve despacio. Siente, comunica y explora, sabiendo y dejando que se acumule el apetito.

Cambia de caricia. Siente tu caricia intensamente y cámbiala cuando la sensación empiece a disminuir.

Siente el orgasmo. Refiere tus sensaciones en voz alta conforme el orgasmo toma impulso, aumenta de nivel y llega a la cresta entre ustedes.

Díganse uno al otro lo que desean. Siente la vibración en tu garganta mientras sale un sonido. Siente qué bueno es usar tu voz, expresarte.

Siente todas las distintas formas en que sus cuerpos convergen. ¿Quieres sentarte encima de él, con tus manos presionando su pecho, dejando que tu cabello caiga en su cara? ¿O quieres recostarte, emitiendo un pequeño gemido en tu garganta mientras te toma? ¿Quieres recostarte lado a lado, con tus piernas alrededor de su cuerpo, estrujando tus pechos contra su torso de modo que ni siquiera un pedazo de papel de China quepa entre ustedes? ¿Quieres agarrarle la mano por sobre su cabeza y sentirlo como un cautivo? Deja salir tus malos deseos, los peligrosos, los que normalmente sólo te susurran al oído en la fantasía. Éste es el momento en que todo puede salir a jugar.

Segunda parte. Caricias más densas

Bésalo. Deja que tu saliva se mezcle y se revuelva, luego planea con tus labios sobre los suyos y tócalos muy ligeramente. Siente cómo crece la electricidad entre ustedes cuando lo hacen. Siente el impulso de presionar con más fuerza. Pero no lo hagas. Desliza tu lengua por el contorno de sus labios. Siente la suavidad por dentro, los bultos y los surcos. Siente el envés de tu lengua en el interior de su labio y lo desnudo que se siente. Abre su boca empujándola con la tuya. Recorre con tu lengua el paladar de la suya.

Pon lubricante en los genitales de tu pareja, hasta que los dos estén suaves y sedosos. Acaríciense con suavidad. Mueve todo tu cuerpo al compás de cada caricia. Mantengan el miembro y la vulva cerca uno del otro, pero sin que se toquen. Siente el calor entre los dos, cómo ya están conectados. Siente la textura del punto más sensible de tu pareja bajo tus dedos. Pálpalo con suavidad.

Cuando llegue el momento adecuado para la penetración, lo vas a sentir en tu cuerpo.

Dale el condón y deja que ella lo saque y te lo ponga.

Lleva el glande hacia tu coño, sólo la punta. Siente el modo en que se acumula una especie de succión, la forma en que su coño se estira para tragar más, la forma en que su miembro desea bucear aún más adentro de ella. Perciban lo difícil que se siente alejarse, pero háganlo de todos modos. Hagan una pausa por un momento y sientan la tensión entre tener y querer. Dejen que esa tensión se acumule mientras la cabeza de su miembro alcanza el borde de la entrada de ella. Sientan cómo sus genitales se sellan uno a otro. Están listos.

Ahora, desliza con calma su miembro adentro de tu coño, sintiendo cómo cada una de tus rugosidades pasa una sobre otra. Permite que tus labios se abran y que tu clítoris haga presión en su hueso púbico. Muévanse juntos y sientan la tensión que se acumula. Siente la suavidad de tu carne derramarse sobre su pene como la miel.

Deténganse un momento y sientan las conexiones por su cuerpo. Continúa moviendo su clítoris sobre tu hueso púbico con un ligero vaivén. Ve si puedes tamborilear en la parte posterior de su clítoris con la cabeza de tu pene. Ella sentirá una descarga de atrás para adelante, como una corriente que se dispara de aquí para allá.

Jálalo hacia la mera punta de nuevo y empieza con caricias superficiales. Crea un ritmo: diez caricias superficiales y luego un deslizamiento fuerte; diez caricias superficiales y luego un deslizamiento fuerte. Permite que tu coño se agite y tiemble contra su miembro. Empújense uno contra el otro. Siente cómo la parte posterior de tu clítoris está acariciando su pene, desde adentro.

Cuando te parezca que has alcanzado un punto máximo de sensación —que el movimiento siguiente será menos sensacional que el último—, ha llegado el momento de cambiar de caricia. Exhala con conciencia. La respiración limpia el paladar y te prepara para el siguiente punto culminante. Ahora descansa un poco, manteniendo el contacto con tu pareja. Nota cómo ella es diferente ahora de quien se recostó contigo al principio.

Ahora siente ese sello entre pene y coño de nuevo. Siente el punto de contacto entre el interior del clítoris —justo detrás del exterior del clítoris— y la cabeza de su miembro, nota cómo se succionan juntos. Usa su miembro como una bomba de succión contra ese punto; deja que ese miembro lo abra con la succión. Cuando se abra, ella sentirá un "pop" silencioso. Es como el "pop" de una botella de agua mineral. Sentirá como si hubiera burbujas rebosando hacia la siguiente capa de su coño. Su abdomen bajo se sentirá lleno, y al mismo tiempo vivo. Él se sentirá como si hubiera reaparecido en un nuevo lugar, y ese lugar estuviera lleno de algo grueso y viscoso.

Tercera parte. La evolución del coito

Éste es el punto en que la mayoría de las personas acaba, donde los dos compañeros van por el clímax y la experiencia termina. Pero eso sólo es una opción, pues aquí, desde el lugar de la conexión más profunda, el otro lado del orgasmo se vuelve posible. Muy pocos se toman el tiempo de acceder a él, o siquiera de darse cuenta que ahí está. Es tan distinto del sexo "estándar" como la noche es diferente del día. Es una especie de portal que te abre paso a un nuevo plano, un nuevo nivel de sensación placentera.

Para entrar a ese estado orgásmico, simplemente siente lo que pasa entre ustedes.

Siente cómo percibes hasta la última célula de tu cuerpo plena e hidratada; cómo se requieren muy pocos movimientos para ganar mucha sensación. Quizá tiemble todo tu cuerpo al mover apenas un centímetro. Siente la quietud viva, cómo es que está vacía y aun así tiene sustancia. Siente cómo los dos están siendo sostenidos dentro de un orgasmo en común en vez de intentar llegar a él como a un destino.

Es aquí donde las instrucciones desaparecen. Lo único que hacemos es seguir nuestras sensaciones hacia lo que se siente bien. Lo que se siente bien tiende a ser bastante lento, imbuido con la noción de profundidad y sensación. Cada momento es revelador. Hay una desgarradora intensidad para cada gesto. Un beso en este punto se siente fresco y nuevo, como si nunca hubieras sentido la maravilla de unos labios tocando los tuyos. Entonces es cuando podrías sentirte inmerso en el lento baile animal de olfatear y dar vueltas. Quizá quieras montar a tu pareja; quizá quieras alejarte. Tal vez simplemente quieras explorar la sensación de tenerlo dentro de ti. Él estará fuera de la zona de eyaculación, y por lo tanto podría reblandecerse. Siente ese ablandamiento; deja que derrita el corazón de los dos. No hay nada correcto o incorrecto que hacer en este punto.

O tal vez los dos quieran desbordarse. Pregúntale a tu pareja: ¿Quieres ir más lejos? ¿Te saciaste? Siente la respuesta. Si decides llegar al clímax, sigue conectado mientras te desbordas. A lo mejor quieren hablar. A lo mejor quieren besarse. A lo mejor quieren hacer contacto visual. Hagan lo que hagan, quédense uno con otro durante todas las contracciones. Bebe de la carnalidad del acontecimiento, abreva de la crudeza, del carácter real, de la saturación. Siente el ascenso y la caída del orgasmo que nació entre ustedes en esta experiencia y observa cómo el amor por tu pareja llena con naturalidad tu corazón.

El *slow sex* les da acceso al sexo como debía ser, como sospechabas que podía ser, como esperabas que fuera. Es como si la energía se activara sola. Mientras que antes tenías que darle cuerda a tu reloj manualmente, ahora las manecillas se mueven por cuenta propia. El sexo como un acto físico que requería esfuerzo ahora parece funcionar gracias a su propio combustible. El combustible es la excitación. Cuando de verdad te excitas, te das cuenta de que hay más energía, más sensación y más conexión disponibles durante el sexo. Mayor excitación durante el sexo significa también más excitación en cualquier otra cosa. La excitación es la energía de la vida, del flujo, de que te conduzca una fuerza mayor que tú. Y la forma en que accedemos a ella es simple: nos comprometemos conscientemente con nuestro propio deseo, en el sexo, sí, pero también en cualquier otra área de nuestras vidas. Cultivar la excitación es la forma en que podemos extender la experiencia orgásmica más allá de las fronteras de lo que creíamos posible; es la forma en que nos volvemos orgásmicos no sólo en la cama, sino en la vida misma. Y cómo crear más de esa excitación en tu vida es la última lección que les enseño a mis estudiantes de *slow sex*: la lección del capítulo siguiente, "Un orgasmo de cuatro meses".

Nueve

Un orgasmo de cuatro meses

Amo a los hombres. Quiero que tengan todo lo que desean. Quiero que se sientan conectados, mirados y comprendidos. Pero para que eso pase, necesitan a las mujeres. Mujeres que les enseñen las posibilidades que surgen una vez que se dispongan a soltar el control; mujeres que les enseñen cómo es el cariño incondicional, cómo se siente la excitación y cómo se siente la intimidad. Mujeres que sean prendidas. Mujeres que sean orgásmicas.

Así que, si soy completamente honesta, no escribí este libro para los hombres. Lo escribí para las mujeres: para mí misma, para mis amigas, para las mujeres con las que me encuentro cada día en mi profesión. Se trata de mujeres espectaculares; mujeres cuyo verdadero poder podría iluminar la ciudad de Nueva York; mujeres cuya belleza te haría arrodillarte.

Mujeres que no tienen idea de cuánto poder poseen en realidad; mujeres que gastan mucha energía adaptándose al patrón de lo que se supone que es una buena mujer, porque eso es lo único que han aprendido a hacer.

Mujeres que desean sentirse conectadas, que saben que es posible conseguir una conexión más profunda.

En otras palabras, mujeres que quieren ser indefectiblemente orgásmicas; orgásmicas cada momento de todos y cada uno de los días.

Creo que no tengo que decirte que muy pocas mujeres viven la vida de esta manera. Apenas nos hemos atrevido a querer que esta clase de vida exista, y todavía no intentamos averiguar cómo conseguir una para nosotras. La ironía es que ésta es justo la clase de vida que todas estaríamos destinadas a vivir, pero pocas sabemos cómo adentrarnos en ella. Así como yo descubrí aquella tarde en la cocina con el tío Bob, nunca hemos aprendido realmente a saborear un tomate, a cómo estar presentes y conscientes mientras lo mordemos, y luego percibir de verdad —y ser capaz de nombrar— la sensación de lo *amargo-eléctrico-hidratado* mientras fluye por la lengua. Sentir toda la alegría y el placer disponible en esa mordida, integrarlo a nuestros cuerpos de modo que se convierta en combustible para la travesía. Nacemos conectados a una red universal de magia cotidiana; viene con el paquete de la vida. Nuestro trabajo es simplemente conectarnos a ella. Una forma fácil de conectarse es a través de la meditación orgásmica.

La magia, claro, *es* el orgasmo. Orgasmo en un sentido amplio: el orgasmo que sentimos llegar cuando hacemos MO, pero que sentimos en todo momento de cada día si nos sincronizamos con él. Conectarse a esta clase de orgasmo les resulta más natural a las mujeres, de modo que es nuestra responsabilidad llevarlo al mundo, a todos los demás —incluyendo a nuestros hombres—, para que lo disfruten. El problema es que no tratamos a nuestro orgasmo como deberíamos: como un hermoso recurso natural. Como mujeres, lo ignoramos o gastamos nuestro tiempo intentando hacer de él algo más de lo que ya es. Convertimos nuestra atención en acción, buscando el clímax, la posición y la técnica de manera activa, cuando el canal que nos es más natural es la recepción. La recepción significa abrirse a lo que se nos presente, recibir y dar la bienvenida a nuestro orgasmo genuino, sin importar si cumple nuestras expectativas o si cabe en un molde particular. La recepción es escuchar a nuestro orgasmo como lo haría un artista, sumir nuestras raíces en lo profundo para hidratarnos. Pasamos mucho tiempo buscando el orgasmo, luchando por él, enviando por doquier alertas de desaparecido para encontrarlo cuando a decir verdad ha estado frente a nosotras todo este tiempo. Si no reconocemos el oasis de nuestro orgasmo, ¿cómo podemos abrevar de él? ¿Es de sorprenderse que estemos viviendo —hombres y mujeres por igual— en un desierto?

Así que, como puedes ver, cuando digo que deberías hacer meditación orgásmica todos los días, hay mucho en juego.

Conectarse a este orgasmo es el propósito más profundo de la meditación orgásmica. La MO nos mantiene a los dos, tanto a la receptora como a quien acaricia, por igual, en un estado de apertura receptiva durante por lo menos quince minutos al día. Nos brinda una manera fácil de marinarnos en las sensaciones que ya están atravesando nuestros cuerpos para que nos puedan nutrir. Aunque decidamos pasar el resto del día en un estado de acción —manejando, buscando y dirigiendo nuestra experiencia—, durante estos quince minutos decidimos hacer lo contrario, hacer MO. Nos conectamos de nuevo, y vamos a lo profundo, a donde nos quiera llevar el orgasmo.

El orgasmo al que nos conectamos cuando hacemos meditación orgásmica no tiene limitaciones ni fronteras. Es un vaso que nunca está vacío, un recurso que se renueva constantemente. Éste es el mensaje que intento transmitirles a mis alumnos al principio del taller de MO: que al final del curso tendrán todas las herramientas que necesitan para experimentar un orgasmo que dure cuatro meses. Lo que en realidad quiero decir es que para el final de la clase, sabrán todo lo que necesitan para tener un orgasmo *de por vida*, para vivir orgásmicamente, en todo momento.

De hecho sólo digo "cuatro meses" porque es más verosímil.

La clave para tener un orgasmo de por vida no es la meditación orgásmica, precisamente. La MO es sólo un ensayo; es con lo que aprendemos la música, ejercitamos el músculo de la memoria y desarrollamos los hábitos que nos sostienen cuando salimos al escenario. Es donde practicamos para el acto principal: la vida. La vida, incluyendo el sexo "estándar", las relaciones hombre-mujer y todo lo demás que hacemos. Los hábitos que formamos con la meditación orgásmica —hábitos de receptividad, apreciación, conciencia, verdadera intimidad— son diametralmente opuestos a los hábitos que rigen nuestro mundo convencional. Así que lleva su tiempo y práctica aprender a asumirlos como nuestra configuración predeterminada. Se necesita mucha atención y precisión para escoger la sustracción —la simplicidad— en una cultura que proclama la adición en cada esquina. Se requiere la repetición para aprender a prestar la suficiente atención que nos permita percibir las sensaciones en el cuerpo, para experimentar la excitación conforme va surgiendo, llega a la cima y nos transporta. Y se necesita una voluntad con práctica para sentir lo que quieres y luego ser sensible, íntimo y lo suficientemente abierto para pedirlo, pase lo que pase.

> "Lo que me atrajo a la MO es que es un microcosmos para la vida. Cada cosa que experimentas durante la sesión de quince minutos va a resurgir cuando te levantes y sigas con tu día. Cada momento de alegría, cada sensación en tu cuerpo, cada decepción, cada triunfo…, todo está ahí. Incluso las cosas que normalmente ignoras serán lo primero que surja en tu práctica. Es un alivio tremendo tener la posibilidad de observar esas cosas e involucrarse con ellas en un nivel consciente, porque no hay dónde esconderse. La MO se convierte en una práctica, no sólo para el sexo, sino para toda tu vida."   —Jonathan, 38

Se necesitan todas esas cosas, sí, pero se requiere una más. Cuando se llega a esto, debe haber voluntad para cambiar tu sistema de navegación. Tendemos a navegar por la vida partiendo de las señales que el mundo nos pone enfrente —normas, expectativas, lo que debemos hacer y no hacer. Si quieres un orgasmo de por vida, tienes que dejar ir la comodidad de que te digan qué hacer en el mundo exterior y empezar a buscar la orientación desde dentro. Tienes que empezar a trazar tu rumbo usando tu brújula personal. Y esa brújula es tu propio deseo.

Usar el deseo como brújula

El concepto de usar el deseo como brújula requiere un poco de costumbre. Generalmente escucho dos respuestas cuando empiezo a hablar del tema en clase. Por un lado —y más a menudo las mujeres— creen que, para empezar, no tienen suficiente deseo. Aquello que sí tienen lo han enterrado tan profundamente, que ni siquiera lo encuentran; entonces ¿cómo se supone que deben usarlo como brújula? El segundo argumento —sobre todo por parte de los hombres— es que si siguen su deseo todo el tiempo, jamás trabajarían. Se la pasarían teniendo sexo.

Ambas son preocupaciones válidas y ambas aclaran un poco la recalibración —la recalibración que se da como parte natural de la meditación orgásmica. Primero, la caricia está diseñada para llevar el deseo oculto a la superficie. Convence a la verdad para que salga, poco a poco, hasta que es imposible no ver que lo que en realidad quieres es besar a quien te acaricia, o hallar un nuevo trabajo, o pasar más tiempo con tus hijos. Durante la práctica estás fomentando el hábito de observar las sensaciones en tu cuerpo, en efecto, perfeccionando tu instrumento de deseo-detección. De la misma forma, pedir la caricia que quieres durante la MO incrementa tu capacidad de ser más abierta y sensible cuando se trata de sacar tus deseos al exterior. Después de hacer meditación orgásmica por un tiempo, casi todas las personas descubren que se sienten mucho más cómodas pidiendo lo que quieren en su vida en general.

No eres el único que teme que al usar el deseo como brújula, su vida retrocederá a un hedonismo salvaje. La mayoría de nosotros ha creado profundos patrones de negación ante nosotros mismos de lo que queremos porque pensamos que nuestro deseo es un barril sin fondo. Si nos atreviéramos a empezar a alimentar nuestro apetito, a aprobarlo, estaríamos dejando salir de su jaula a un animal salvaje. Pronto, este animal aterrorizaría al pueblo entero, provocando incendios, dedicándose al pillaje y, en su tiempo libre, teniendo muchísimo sexo.

En realidad, el segundo aire de nuestro deseo es usualmente más calmado. Recuerdo cuando en verdad me permití usar el deseo como brújula por primera vez. Estaba viviendo en una comunidad de practicantes de MO, donde nos incitaban a hacer sesiones de MO tan a menudo como quisiéramos. Cuando me estaba preparando para mudarme ahí, mi deseo de una MO era tan grande que la idea pasó por mi mente: ¿qué tal si mudarme a esa comunidad me costara el trabajo? ¿Cómo podría hacer que funcionara cuando lo único que quería hacer era una MO? Efectivamente, tan pronto como me mudé y permití que mi deseo rondara por ahí, pasé por un largo periodo en el que hacer meditación orgásmica era lo único que quería. Pero, de alguna manera, aun así pude arreglármelas para llegar al trabajo todos los días. Resulta que además de mi deseo por la MO, también tenía el deseo de seguir teniendo un techo sobre mi cabeza y comida en mi barriga. ¿Quién lo diría, no?

Y así como mi deseo por la meditación orgásmica era insaciable al principio, hubo un momento en que las cosas cambiaron. Después de algunos meses de mucha MO, recuerdo que mi pareja me preguntó si quería practicar. Consulté a mi brújula interna y, para mi sorpresa, no deseaba hacer MO. Mi primera reacción fue el miedo.

—¡Creo que perdí mi deseo! —le dije con pánico a mi maestro.

—¿No se te ha ocurrido —preguntó— que simplemente te saciaste?

La idea nunca había pasado por mi cabeza. Mi apetito había sido una bestia insaciable que anhelaba el alimento desde que tenía memoria. Como una niña bien portada, le había negado todo lo que pedía, esperando en secreto a que se muriera de hambre. Ahora, a través de la MO, había empezado a alimentarla un poco cada día. Aunque al principio era voraz, con el tiempo y una dieta constante, el deseo se volvió cada vez menos urgido, cada vez menos hambriento. Hasta que un día, así como así, se llenó. Estaba deliciosa, poderosa e increíblemente llena.

Esa plenitud es la clave para el orgasmo de por vida. Allana el camino para extenderlo a otros, que necesitan con urgencia ver que tal satisfacción es posible y que así empiecen a buscarla por sí mismos. Pero sólo nos llenamos cuando estamos dispuestos a seguir nuestro deseo y a saciar nuestro apetito de manera constante por un largo tiempo. Alimentar nuestro deseo, prestarle atención, es la razón por la cual hacemos meditación orgásmica. Cuando practicamos la MO, nos sumergimos en el océano del deseo de tal modo que en otras circunstancias rara vez nos tomaríamos el tiempo para eso. Nos marinamos en nuestras propias sensaciones por quince minutos, y dejamos que nuestro deseo salga a la luz y luego se filtre de regreso a nuestros más oscuros rincones. El deseo es dulzura, es el elixir de la vida. Inspira, lubrica, satisface y sacia. El deseo es la musa del artista. Mis alumnos se inspiran cuando empiezan a pasar tiempo en su compañía.

El deseo es también nuestra sabiduría natural, nuestro verdadero norte. Nos señala la dirección en la que debemos ir, el lugar en el que encontraremos la mayor sensación. Entre más sensación, más goce; entre más goce, más felices somos. Haz un poco de aritmética, y el deseo comenzará a parecerse al sendero de la felicidad.

Esto no debería sorprenderte si te tomas el tiempo de ver el mundo en el que vivimos. Una somera investigación revela que nuestro universo está completamente dirigido por el deseo. El deseo hace que el mundo siga su curso: es el combustible de la vida. Es lo que atrae a la abeja hacia la flor, lo que mantiene al planeta poblado de flora, fauna, y… bueno, de seres humanos. El deseo es el orden natural de las cosas, el conductor de la evolución. Es la forma en que atributos que servirán a las especies se integran en el tejido del todo. Es lo que nos compele a mejorar como especies. Cada ser viviente sigue su impulso implícito y se convierte en una versión cada vez mejor de sí mismo en el proceso.

Todos menos nosotros.

En algún punto del camino, los humanos tomamos un rumbo diferente. Nos desviamos de la senda de la evolución. En contraste con las demás especies con las que compartimos el mundo, desarrollamos la capacidad de introspección; vimos que incluso era *posible* refrenar el deseo. Después de todo, la abeja no considera si tiene "demasiado" deseo por el néctar ni por tanto se impone propósitos de año nuevo. Nosotros los humanos somos los únicos que tenemos la capacidad de discernimiento, para elegir qué deseos seguir y cuáles reprimir, lo cual, desde el punto de vista de la sociedad, no parece ser algo tan malo. Si todos siguieran sus deseos individuales, suponemos, el mundo sería un manicomio. No habría reglas, no existiría ni lo correcto ni lo equívoco. Todos seguiríamos cada impulso que tuviéramos, sin importar cómo afectara a los demás.

Esta suposición, ahora lo puedo decir por experiencia, es una falacia de los hambrientos. Cuando reprimimos nuestros deseos diciéndoles que se vayan a dormir sin cenar, se empiezan a poner un poco malhumorados. Todos hemos asumido que si dejamos libres por ahí a estas bravas fierecillas, pronto nos harán caer. Y tal vez habría un periodo de caos (tal vez no), pero lo que puedo afirmar por experiencia propia es que un día alcanzaremos el equilibrio. Si nos comprometiéramos a seguir nuestros deseos, el apetito ya no sería un problema. Sólo observa el modo natural en que funciona el mundo; cuando cada especie sigue su deseo, no obtienes una zona de guerra, sino un *ecosistema*. Cada quien hace su parte dentro del gran todo y el resultado es la cooperación, la co-evolución y la armonía. Pronto, lo que tienes es un bosque maduro y profundamente arraigado.

Matar nuestro deseo por miedo nos mantiene hambrientos, irritables y asentados en un suelo poco profundo. Tal vez nos sintamos seguros y que participamos en pro de la sociedad, pero no nos sentimos vivos.

No nos nutrimos, no nos hidratamos. No tenemos un sexo grandioso, ni arte grandioso, ni poesía grandiosa. Lo "grandioso" sólo se hace patente cuando dejamos de fijar nuestra brújula hacia el "bien". Descifra esa pieza faltante y empezarás a ver la excitación a donde sea que voltees.

Excitar

Si algo he aprendido a lo largo de tantos años de practicar el *slow sex* es que luchar contra el deseo no te lleva a ningún lado. Hace mucho, decidí ir hacia donde me llevara el deseo, y la recompensa que recibí es la oportunidad de vivir una vida en la excitación. Cuando decidimos motivar nuestra vida con el deseo en vez del miedo, es como cambiar de tanque. Es la diferencia entre avanzar con combustibles fósiles frente a la energía solar. Cuando escogemos la energía solar, no nos vemos obligados a minar nuestros propios recursos para llegar a donde vamos. Lo que nos mueve ahora es un recurso infinito de excitación. Nos trasladamos del canal de la "acción" al canal de la "recepción", de un lugar donde logramos cosas al *hacer* a un lugar donde logramos cosas simplemente al *recibir*. Ésta es la gloria de la vida basada en el deseo: las cosas se vuelven fáciles, las sincronías abundan y todo lo que deseas te llega casi sin esforzarte.

La excitación está disponible en todas partes, en todo momento, tan sólo necesitas ponerte en sintonía con tu deseo para obtenerla. Cuando atiendes a tu deseo, aprendes qué te brinda placer. Y el resultado natural del placer es la excitación. Cuando sigues la senda por donde te lleva tu deseo, no puedes sino dejarte llevar por la excitación. Por eso regresamos una y otra vez a las actividades que amamos. Nos sentimos nutridos por nuestro propio goce, por la oportunidad de hundir profundamente nuestras raíces en algo a cambio recibir la excitación.

Cuando empezamos a vivir con el deseo como nuestra brújula, todo empieza a cambiar. Empezamos a ver la forma en que nuestros hábitos nos estorban para vivir. Todas las reglas que nos han enseñado —finge hasta alcanzarlo, gana a cualquier precio, nunca te rindas— son efectivas si quieres salir adelante en el mundo a costa de una oportunidad de felicidad verdadera. Pero el mundo del placer tiene una serie de reglas completamente diferentes: incrementa la atención en vez de la presión. Llénate antes de extenderte hacia afuera. Sigue tu deseo hasta que fluya la excitación. Si se siente como si fuera un trabajo, cambia la caricia. Si tienes duda, juega.

Un cambio como ése requiere nada menos que un replanteamiento de toda tu relación con tu propio deseo. Tomar el deseo del pasajero malhumorado en el asiento de atrás e invitarlo a hacerse cargo del volante. Y —esto es importante— *manejar adondequiera ir*. Y con "adondequiera", me refiero a cualquier lugar, a cualquier hora. Con la promesa de que te quedarás a pasear, sin importar a dónde te lleve tu deseo.

Es un gran salto, ceder el control voluntariamente y dejar que tu deseo forje el camino en vez de tu mentalidad de "lo apropiado". De hecho, es el salto de tu vida. Pero hasta que estés dispuesto a dar este salto, no estarás viviendo de verdad, pues éste es el salto *hacia la vida*, hacia tu propia vida, tu pequeña vida, la que te dieron a tu llegada y te dijeron que cuidaras unos setenta o noventa años. ¿Y dónde ha estado todo este tiempo? ¿Escondida en un armario? ¿Guardada en la cajuela? Ha llegado la hora de llevar el regalo de oro al mundo, de ponerlo en una colina de pasto verde y darle el espacio para reaprender a jugar. Digo "reaprender" porque ya lo sabe. Nuestro deseo viene completamente equipado de toda la información que necesita para hacer su parte, sólo tenemos que dejar de intentar tener todo bajo control.

La meditación orgásmica se trata de encontrar nuestro camino de regreso a nuestro deseo, la pieza que de verdad sabe, entonces podemos empezar a conducirnos con ella. La buena noticia es que una vez que decidimos dejar que el deseo sea nuestra orientación primaria, la excitación hace el resto. Es como si la vida nos condujera abriéndonos todas las puertas correctas para dirigirnos a nuestro verdadero propósito. Eso no quiere decir que desde ese momento cada caricia sea una garantía de placer, no lo será. La vida está llena de altibajos, de caricias que brindan placer y de las que no lo brindan. Lo que aprendemos a cambio es que al contrario de nuestras creencias anteriores, hay excitación disponible sin importar la caricia. Podemos llegar al orgasmo tanto en los periodos altos como en los bajos, a veces incluso más en los últimos. Y cuando dejamos de tener una preferencia por un caricia sobre otra, accedemos a la más grande materia prima que hay en la vida: la libertad.

Venirse con cualquier caricia

Cuando empezamos a hacer MO, exploramos todas las caricias posibles —arriba, abajo, ligero, pesado y otras. Inevitablemente, terminamos desarrollando ciertas preferencias: "A mí me gustan más la caricias ascendentes". "A mí me gusta empezar con suavidad e incrementar la presión". Aprendemos a sentir nuestro propio deseo y empezamos a sentirnos más cómodos al pedirle a nuestra pareja lo que queremos, y ésta es una etapa importante de nuestra práctica. Sin embargo, llega un momento en que nos sentimos cómodos pidiendo la caricia que ansiamos y ya no queremos ninguna otra caricia *excepto* ésa. Tarde o temprano, sentimos que no podemos venirnos sin esa caricia en particular, como si fuera la única caricia que nos hará felices en la vida.

En la MO eso podría estar bien; en teoría siempre podemos pedirle a nuestra pareja que cambie y nos dé lo que queremos. La vida en general es otra historia. En nuestro mundo se nos presenta toda clase de caricias diferentes, y no siempre podemos escoger la que nos llega. A veces parece que tenemos todo lo que queremos. Nos sentimos soñados y que nada puede salir mal. Otros días sentimos que el mundo entero está en nuestra contra y que nada va a salirnos bien. Tendemos a preferir los días buenos, las "caricias ascendentes". Hacemos lo posible para protegernos de las "caricias descendentes" de ese día, lo cual sería una buena idea, sólo que nunca funciona. La caricia descendente llega, nos resistamos o no. En el proceso de intentar protegernos de las caricias que objetamos, terminamos gastando mucha energía pero sin llegar muy lejos.

Una de las oportunidades más increíbles de la meditación orgásmica es el hecho de que es un microcosmos de esta dinámica. Algunos días nuestra pareja es un maestro de la caricia y nos entiende perfectamente, y otros días es un hombre-simio con quien nunca debimos habernos casado, en primer lugar. Un día nos encanta la caricia que nos da, al otro queremos que la MO se acabe antes de empezar. Más que ser un problema, lo anterior puede ser una oportunidad, es decir, una oportunidad de jugar con la posibilidad de venirse con cualquier caricia, ya sea la que prefieras o no. Hay menos en juego durante la MO que en la vida. Una vez que sabes que *podrías* pedirle a tu pareja que cambie de caricia y te dé algo más placentero, tienes la libertad para esperar unas cuantas caricias antes de pedírselo. Descubre qué se siente quedarte en una caricia que no es tu favorita, y ve si podrías venirte de cualquier forma. Esa idea —de que no importa cuál caricia te llegue, de todos modos puedes recibir placer de ella— es el equivalente a aprender a decirle "sí" a la vida.

Ejercicio. Siente la sensación del "sí"

Tan sólo decir "sí" tiene un impacto físico. Este pequeño ejercicio está destinado a familiarizarte con el sentimiento del "sí" en tu cuerpo.

Para este ejercicio necesitarás un lugar silencioso, alrededor de diez minutos disponibles y tu diario.

Paso uno. Siéntate cómodamente, respira profundo unas cuantas veces y percibe las sensaciones en tu cuerpo hasta que estés segura de que ya fijaste tu ancla. Este ejercicio requiere que sientas lo que está pasando en tu cuerpo, así que tómate el tiempo necesario para estar en contacto con tus sensaciones.

Paso dos. Una vez que estás anclada en cuanto a sensación, repite la palabra "sí" varias veces y en voz alta. Di "sí, sí, sí, sí, sí". Nota qué sensaciones te genera. ¿En qué parte de tu cuerpo las sientes? Describe qué se siente, su textura, movimiento, velocidad, color y presión. Di "sí, sí, sí" más veces si es necesario hasta que hayas atrapado las sensaciones de esa palabra en tu memoria.

Paso tres. Respira unas cuantas veces más y acomódate de nuevo. Esta vez di en voz alta "no, no, no, no, no". Nota dónde se posa el "no" en tu cuerpo. ¿Dónde lo sientes? ¿Cuál es la textura, el movimiento, la velocidad, el color y la presión de la palabra "no"? ¿Cómo se compara con la palabra "sí"?

Paso cuatro. Escribe en tu diario durante unos cuantos minutos sobre la diferencia entre decir sí y decir no. Asegúrate de registrar todas las sensaciones que recuerdes. Este ejercicio es simple pero poderoso; no olvides apuntar tus primeras impresiones. Escribe sobre dos experiencias recientes: una donde hayas dicho sí y una donde hayas dicho no. ¿De qué forma habrían sido diferentes si hubieras dicho lo contrario? ¿Qué sentimientos surgen al decir sí a todo? ¿Miedo, emoción, incredulidad, liberación?

Para la mayoría de nosotros, la experiencia de decir sí tiene una cualidad natural de apertura. Sin importar la textura, color o movimiento particular que haga surgir en un individuo, hay una sensación de que el cuerpo quiere seguir abriéndose y ser más transparente cuando decimos sí. A veces, los estudiantes informan sobre una respuesta corporal opuesta a la palabra "no". Puede haber un sentimiento de contracción, de cerrazón, de enclaustramiento.

Estar abiertos y conscientes —decir sí— es la clave para venirse con cualquier caricia, ya sea en la meditación orgásmica o en la vida. Decir sí es la llave para la libertad de la que estábamos hablando. Cuando dejamos ir nuestra preferencia por una experiencia en particular, de repente se nos presenta un mundo entero de oportunidades. No sólo somos más capaces de disfrutar las caricias ascendentes, sino que también podemos empezar a investigar qué nutriente puede haber disponible en las caricias descendentes. Vemos que hay una sensación rica, terrenal, sexy que se puede sacar de incluso la caricia que no queríamos. Es más, resulta que hay ciertas experiencias que, de hecho, *deseamos*, pero que nunca nos permitimos tener porque no venían en el paquete de nuestra caricia preferida. Cuando uno aprende a decir sí ante lo que se nos presenta, damos un paso más allá para seguir nuestro deseo, y para vivir la excitación de la vida que de veras queremos.

Ejercicio. Venirse con cada caricia de MO

Ésta es una gran práctica para probar a lo largo de varias meditaciones orgásmicas consecutivas. De esa forma es casi una garantía que experimentes algunas de las caricias que prefieres y algunas a las que normalmente te resistirías. El objetivo de esto es investigar si es posible venirse incluso con las caricias que no cumplen con tus preferencias estándar. Practicar el ejercicio varias veces a lo largo de la semana asegurará que tengas la oportunidad de decir sí a un gran rango de caricias.

Necesitarás a tu pareja, todo tu equipo de MO, alrededor de media hora y tu diario.

Paso uno. Prepárate para una MO como normalmente lo harías con tu pareja. Si tú eres quien acaricia, comienza por acariciar a tu pareja. Acaricia para tu propio placer, ¿a dónde quieres que vaya la caricia? ¿Qué tan rápida o lenta, pesada o ligera la quieres? No le pidas retroalimentación a tu pareja, sólo acaricia su clítoris para generar la mayor sensación posible en tu propio cuerpo.

Paso dos. Si eres la receptora, siente la caricia. Observa si la caricia que él te está dando se siente placentera o no.

Paso tres. Como la receptora, di "sí" en voz alta a cada caricia. A través de la MO, deja que "sí" sea tu gemido, tu vocalización. Observa cómo el decir sí una y otra vez afecta la sensación que experimentas en tu cuerpo. Presta particular atención a lo que se siente decir sí a una caricia que normalmente objetarías. ¿Decir sí cambia tu experiencia de esa caricia? ¿Qué se siente decir sí al cosquilleo ligero y travieso? ¿Qué tal la caricia punzante y penetrante, que estremece los nervios? Continúa diciendo que sí, en voz alta, a cada caricia.

Paso cuatro. Reprograma tu cronómetro de MO por cinco minutos, durante los cuales cada uno escribirá en su diario su parecer sobre esta experiencia. En general, ¿notaste algo diferente en esta MO comparada con una MO regular? ¿Qué te gustó? ¿Qué no te gustó? Si fuiste quien acarició, ¿cómo se sintió que acariciaras sólo para tu propio placer, mientras escuchabas que tu pareja le decía "sí" a cada caricia? Apunta cualquier emoción o sensación inusual que hayas percibido. Si fuiste la receptora, ¿qué se sintió sostener cada caricia, sin preferencias? ¿Qué sensaciones hubo en tu cuerpo cuando dijiste que sí? A los dos compañeros, si consideraran decir sí a cada caricia que les dieran en la vida, ¿se siente como algo que querrían hacer? ¿Por qué sí o por qué no?

Decir que sí a cualquier caricia es un trabajo de por vida. Aprender a seguir tu deseo es un buen comienzo. Lo que descubrirás es que la parte más difícil de usar tu deseo como brújula no es la falta de deseo, ni siquiera el exceso del deseo, sino que, en un mundo que nos llama a hacer todo menos escuchar a nuestro conocimiento interno, a nuestra propia brújula, el deseo puede ser algo fácil de olvidar. El olvido es lo único que se interpone entre nosotros y el orgasmo de por vida que estamos buscando. Porque cuando podemos acordarnos de seguir nuestro deseo a cada paso —y de decir que sí a lo que nos encontremos en el camino—, el orgasmo llega sin esfuerzo. Se convierte en el agua en la que nadamos como peces.

Cuando empezaba a hacer MO, yo era un poco excedida en mi exigencia y un día le pregunté a mi maestro cuánto duraba el orgasmo más largo que se podía tener.

"No lo sé", me contestó. "¿Por cuánto tiempo te puedes acordar de seguir tu deseo?"

Resulta que dependía de mí.

En esa época, podía acordarme de seguir mi deseo como por treinta segundos, a lo mucho. Luego algo salía mal —me decepcionaba de algún novio, o no conseguía el empleo que me hubiera encantado tener—, y de pronto fue como si un globo de orgasmo se desinflara. En aquel tiempo tenía una amiga que me parecía capaz de sostener un estado orgásmico por mucho más tiempo que yo, decía sí con naturalidad a todo lo que se cruzara por su camino. Yo me maravillaba de lo excitada que parecía estar siempre. Así que un día le pregunté cómo es que era capaz de aferrarse a la sensación de amplitud que parecía irse de mis manos tan fácilmente.

Simplemente me dijo, "Me acuerdo de acordarme".

Si hay algo que deseo para ti, es que te acuerdes de acordarte. Recuerda que no tienes que añadir nada a tu sexo o a tu vida; el orgasmo sabe encargarse de sí mismo. Recuerda poner atención a la sensación de tu cuerpo; es la entrada secreta al mundo de la excitación. Y recuerda siempre seguir tu deseo; úsalo como brújula, te guiará hacia la felicidad sustentable, la riqueza y la satisfacción que buscas, tanto en el sexo, como en tus relaciones y en tu vida en general.

En caso de que tengas duda, recuerda hacer una meditación orgásmica. Porque si algo sé, es que todo lo que deseamos sólo está esperando a que lo saquemos. Si decides hacer espacio en tu ocupada vida para quince minutos de una conexión íntima, es como estar dispuesto a pararte en la cocina sin receta. En ese acto único te conviertes en un artista; dejas ir y dejas que la vida se revele por sí misma. Y lo que puedo prometer es esto: caricia por caricia, toda la alegría y el placer y la intimidad y la nutrición que llegues a desear del sexo —y de la vida— no podrá sino surgir para encontrarte.

Apéndice

Meditación orgásmica para él

Aparte de la diferencia obvia, las caricias masculinas son parecidas a la meditación orgásmica tradicional. Un hombre se acuesta y una mujer (u otro hombre) acaricia el eje de su pene por quince minutos. El hombre puede o no llegar al clímax, pero el clímax no es la meta. La meta es simplemente experimentar la caricia, ya sea que la recibas o la des. En otras palabras, al igual que la MO convencional, el fundamento de acariciar a un hombre es dejar ir cualquier expectativa. Despójate. Experimenta la caricia cada ocasión como si fuera la primera vez. Pon atención a tus sensaciones y compártelas con tu pareja. Finalmente, ponte en contacto con el deseo que yace justo bajo la superficie y déjalo salir, caricia por caricia.

Prepararse

Prepárate para la MO como se indica en el capítulo 3. Primero, pídele a tu pareja que hagan una MO juntos, y cerciórate de dejar claro que estás sugiriendo en particular una caricia para hombre. Si eres el que acaricia, prepara el nido de la MO con cuidado. Necesitarás el mismo equipo de siempre: almohada, toalla, lubricante y un cronómetro.

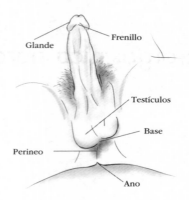

La anatomía masculina

Una vez que el espacio está listo, el hombre receptor se quita su ropa de la cintura para abajo. Este paso puede ser un reto para el hombre, en especial si no está erecto al momento de hacerlo. Los hombres han aprendido que sus penes siempre deben de estar erectos durante un encuentro sexual, de otro modo, puede ser que algo malo esté pasando. Pero al igual que una mujer no siempre está excitada y "lista" para cuando comienza la MO, así un hombre estará muy probablemente en un estado de relajación al principio, cuando se quite los pantalones.

Incluso una vez que empieza la MO, una erección es opcional. Aunque nos hemos acostumbrado a la noción de que un pene erecto es *requisito* para un encuentro sexual exitoso, ése no es el caso en la MO. Es posible acariciar el miembro de un hombre aun cuando está blando, simplemente te pide más atención y delicadeza, pues él puede estar más sensible de lo que lo hayas visto antes. Pero el proceso en sí es el mismo, esté erecto o no. Una vez que digieres esta verdad —la MO no requiere que él se desempeñe en ninguna forma—, la sensación puede ser de gran libertad y excitación.

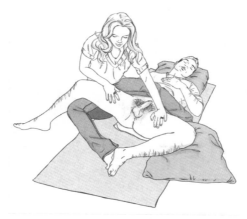

Preparándose para acariciar, desde la posición de MO tradicional

Hay dos posiciones que funcionan bien para acariciar al hombre. La primera es similar a la postura tradicional de la MO, con la acariciadora sentada a la derecha del receptor (ve la figura de arriba).

La segunda postura va con la mujer sentada entre las piernas de él, con sus piernas sobre cada uno de sus muslos. Esta posición le da una ligera ventaja en el sentido de que le permite alcanzar el pene de frente, dándole el acceso más completo que hay disponible para su región genital entera (ve la figura en la siguiente página).

Sea cual sea la posición que elijas, comienza por poner una toalla al centro de las almohadas y haz que se recueste para que la toalla quede debajo de su trasero. Ayúdalo a abrir sus piernas, sosteniendo cada una de sus rodillas con una almohada o tus piernas. Hazle saber con certeza que lo vas a cuidar de ahora en adelante; no necesita preocuparse de nada más que de relajarse. Una vez que se haya acomodado, siéntate junto a él o entre sus piernas. Tal vez te parezca más cómodo sentarte en una o más almohadas; no dudes en acomodarte como te siente mejor. Programa el cronómetro para quince minutos.

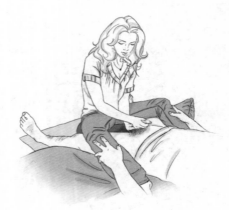

Acariciándolo desde la posición alterna, entre sus piernas

Empieza la MO con la observación. Pon toda tu atención en su miembro. Píntale un retrato verbal, haciendo énfasis en el color, la textura y la ubicación relativa. Sé objetiva; sólo di los hechos. Dile a qué te recuerda, cómo cambia el color de claro a oscuro y a claro otra vez, lo que veas. Una vez que hayas dicho todo lo que se te venga a la mente, empieza a acariciar.

Cómo acariciar a un hombre

1. Ponte lubricante en las manos y frótalas suavemente para calentar el lubricante. Dile a tu pareja que estás a punto de hacer contacto.
2. Pon tu mano derecha bajo su escroto para que sus testículos se posen ligeramente en tu mano. Esto le ayudará a sentirse afianzado durante la MO.
3. Envuelve su miembro con tu mano izquierda de tal forma que tu palma haga contacto con la parte dorsal de su eje y que tu pulgar y tus otros dedos se encuentren en la parte frontal. (Si estás acariciando a un hombre no circuncidado, jala cuidadosamente

su prepucio hacia abajo con tu mano derecha y mantenla ahí mientras la izquierda lo envuelve.) Una vez que tu mano esté en posición, acarícialo hacia arriba desde la base de su pene hasta la punta, esparciendo lubricante a lo largo de su eje mientras acaricias (ve la figura de abajo).

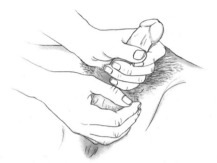

La posición de la mano para la caricia
masculina

4. En la parte superior de su eje comienza a acariciarlo lenta y ligeramente, concentrándote en un área de dos centímetros justo debajo del glande del pene (ve la figura de abajo).

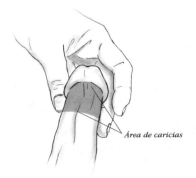

Área de caricias

El área más sensible para las caricias

245

5. Usa una presión mucho más ligera de lo que normalmente usarías para una masturbación, en especial si su pene no está erecto. Prueba diferentes caricias. Las caricias más firmes se sentirán más terrenales, más carnosas. Las caricias más ligeras se sentirán más espaciosas. Puedes rotar tus manos mientras acaricias de arriba abajo para añadir una sensación, si crees que se siente bien para ti. Nota la melodía que crea tu caricia entre la base y las notas altas. Ve si puedes percibir un ritmo subyacente que tu cuerpo quiera, y continúa acariciando a ese ritmo. Durante la MO, recuerda decirle todo lo que vas a hacer antes de hacerlo. Esto le permite relajarse más profundamente. Dile que lo vas a agarrar con más firmeza o que vas a cambiar la caricia. Si eres el hombre a quien acarician, no olvides pedir lo que quieres: mayor o menor presión, una caricia más rápida o más lenta, cualquier cosa que se sienta bien.

6. Los dos compañeros deben poner atención al punto de contacto entre la mano de ella y el pene. Cuando sus mentes divaguen, vuelvan a la sensación de su mano y su pene.

7. El hombre puede o no llegar al clímax antes de los quince minutos. Si lo hace, pregúntale si le gustaría continuar con el resto de la MO o si prefiere ir directo al paso de afianzamiento.

Después de la MO

Una vez que se complete la MO, afiánzalo aplicándole presión al eje de su miembro. Puedes empujarlo contra su vientre o simplemente envolverlo con tus dos manos. También podrías aplicar presión en la base de su pene, donde su eje continúa bajo la piel, debajo de sus testículos. Sé firme pero suave, y continúa aplicando presión hasta que sientas una suerte de exhalación en tu cuerpo y en el suyo. Luego, jala suavemente la toalla de debajo de él y úsala con cuidado para limpiarle el lubricante de su cuerpo. Los hombres están especialmente desacostumbrados a sentirse mojados en esa zona, así que asegúrate de ser cuidadosa y exhaustiva. El paso final es que los dos compartan una impresión con su pareja: un momento sensacional que recuerden de la MO. Comunicar la sensación tiende a magnificarla y sellarla en la memoria. ¡Que no se te olvide este paso!

Lista de verificación de la MO para él

Pide la MO: Percibe lo que se sienta en tu cuerpo mientras la pides.

Prepara el espacio: Crea un "nido" de MO para ti y tu pareja. Querrás que el espacio sea acogedor y cómodo, no muy caluroso ni tan frío, bien alumbrado, pero no tan brillante. Asegúrate de que todas las distracciones (como celulares) estén apagadas y de preferencia en otro cuatro. Recoge lo que vayas a necesitar:

- 3 o 4 almohadas
- Un tapete de yoga o una cobija gruesa si practicas en el piso
- Lubricante
- Toalla de mano
- Cronómetro programado para quince minutos.

Posicionamiento: El hombre se recuesta en medio de las almohadas y abre las piernas. Quien acaricia puede sentarse en una de las dos posiciones: ya sea a su derecha, en la posición estándar de la MO, o entre las piernas de él, con cada una de sus piernas sobre las caderas de él. De cualquier forma, las dos piernas de él deberán estar apoyadas para que se pueda relajar, y ella deberá sentarse en cuantas almohadas necesite para estar cómoda.

Observación: Quien acaricia centra su atención en los genitales del receptor, asimilándolos de forma visual. Ella le describirá brevemente a su pareja lo que ve, concentrándose en el color, la forma y la ubicación relativa.

Dar seguridad: La persona que acaricia le dice a su pareja que iniciará el contacto. Un simple "Ahora te voy a tocar" es perfecto para brindar confianza.

Caricia con lubricante: Quien acaricia le da una larga "caricia con lubricante" desde la base de su pene hasta la punta.

Caricias: Ella empieza por una caricia tan ligera como una pluma desde la parte superior del eje del miembro, haciendo que la caricia se alargue o se acorte, que sea más pesada o más liviana, dependiendo de lo que le digan y lo que ella sienta en su propio cuerpo.

Comunicación: No olvides compartir sensaciones, pedir un cambio de caricia o pedirle retroalimentación a tu pareja. Quien acaricia deberá continuar brindándole seguridad a su pareja, al informarle lo que va a hacer antes de cambiar de caricia.

Advertencia a los dos minutos: Acariciador: hazle saber a tu pareja cuando queden dos minutos, simplemente con decir "dos minutos".

Afianzar: Cuando la persona que acaricia avisa que el tiempo está por terminar, aplica presión a los genitales del receptor para afianzarlo. Luego utiliza la toalla para quitar el lubricante que haya quedado.

Compartir impresiones: La pareja comparte un momento particularmente memorable sobre las sensaciones de la MO.

Recursos adicionales

El *slow sex* y la meditación orgásmica

En OneTaste ofrecemos varias formas de adentrarte en tu conocimiento de la meditación orgásmica, las relaciones y el deseo, incluyendo:

- Cursos presenciales y cursos intensivos en San Francisco y Nueva York
- Capacitación privada (en persona y por teléfono)
- Telecursos a distancia
- Medios de comunicación en línea
- … ¡y más!

Para mayor información, visita www.onetaste.us o ponte en conacto con nosotros en coaching@onetaste.us o al 800 994 0041 para una consulta gratis.

Equipo para MO

Cojines para acariciar

Muchos de quienes acarician han descubierto que sentarse en un cojín firme les ayuda a que la posición de la MO sea más cómoda. Yo sugiero un "zafu", un cojín redondo de meditación relleno de vainas de alforfón. Puedes adquirir zafus en muchas tiendas en línea, como:

> www.dharmacrafts.com
> www.ziji.com
> www.zafustore.com

Lubricantes personales

OneStroke: Algunos años atrás, en OneTaste descubrimos un lubricante completamente natural que amábamos, de modo que adaptamos la receta. Es una mezcla de aceite de oliva, cera de abejas, manteca de karité y aceite de semillas de uva, y tiene la consistencia adecuada para la MO. (Sin embargo, no es compatible con condones de látex.) Para más información y para comprarlo, visita www.onetaste.us.

Sliquid Organics Brand: www.sliquidorganics.com
K-Y Brand: www.drugstore.com
Aceite orgánico de coco: www.amazon.com

El kit oficial de OneTaste para la MO

Todo lo que necesitas para preparar tu nido

El kit oficial de OneTaste para la MO contiene todo lo que necesitas para comenzar a practicar meditaciones orgásmicas en tu casa. El kit incluye:

- Una manta 100 por ciento algodón orgánico
- Un cojín para acariciar
- Dos almohadas con forro de lino suave, para las piernas y la cabeza
- Un frasco de lubricante artesanal y completamente natural OneStroke de 60 gramos
- Tres toallas de mano 100 por ciento algodón

Visita www.onetaste.us para mayor información o para adquirir el kit.

Recursos de meditación y concientización

Libros

on Kabat-Zinn, *Mindfulness en la vida cotidiana. Donde quiera que vayas, ahí estás,* Barcelona, Paidós, 2009.

'ema Chödrön, *La sabiduría de la no evasión,* Barcelona, Oniro, 1998.

ack Cornfield y Joseph Goldstein, *La sabiduría del corazón,* Barcelona, La Liebre de Marzo, 2010.

Audioguías de meditación

Jon Kabat-Zinn, *Mindfulness para principiantes*, Barcelona, Kairós, 2013.
Pema Chödrön, *Cómo meditar y ser al mismo tiempo un buen amigo de tu mente*, Málaga, Sirio, 2014.
Jack Kornfield, *Six Practices to Cultivate Love, Awareness, and Wisdom* (audiolibro), Sounds True, 2007.

Centros de retiro

Spirit Rock, www.spiritrock.org
Omega Institute, www.eomega.org
Shambhala International, www.shambhala.org

Agradecimientos

No sé si se puedan imaginar lo que sería encontrar un centro de retiro para una práctica sexual poco conocida, dedicarse alegremente a un arduo trabajo en relativa oscuridad durante diez años y luego, de la noche a la mañana, tener a gente sentándose ante ti y poniéndote atención. Es surreal y un tanto abrumador. Pero, sobre todo, inspira un sentido de gratitud. Esta práctica, que amo con todo mi corazón, está disfrutando su momento al sol.

Fue Patricia Leigh Brown, del *New York Times,* quien vio algo en la meditación orgásmica, y en mí, que valía la pena transmitirle al mundo. Me habían advertido sobre tener cuidado con los periodistas, pero cualquier persona que diga eso nunca ha conocido a Patti. Es feroz y es justa, y se adentra para encontrar la verdad con el corazón. No le puedo pedir más a nadie.

Cuando me topé por primera vez con la oficina de mi agente, David McCormick, sentí que había caído por una trampilla hacia un santuario de apacible cordura. Lo que estaba sintiendo era a David mismo. De pronto me sentí segura; tenía un hogar.

Jaime Raab, Diana Baroni y Natalie Kaire en Grand Central Publishing vieron exactamente lo que estaba tratando de hacer. En nuestra primera reunión, me di cuenta de que no les tenía que traducir nada. Llegar con un editor que te entiende es un regalo que va más allá de las palabras.

Kelly Notaras tiene la anécdota más chistosa de alguien que se haya cruzado alguna vez en mi camino. Pasó por el centro sin saber qué era. Unas semanas más tarde leyó el artículo del *Times*. Y unas cuantas semanas después de eso, uno de los colegas de David la llamó para ver si podía colaborar con el libro. Aceptó y luego le entregó su corazón. Por esta persona dispuesta a ir mucho más allá, sigo asombrada y profundamente agradecida.

No puedo olvidar al astuto grupo de pioneros orgásmicos que me precedieron. Primero que nada, está Ray Vetterlein, quien persuadió, contrarió, burló y amó mi orgasmo. Está Ken Blackman, quien me acarició literalmente por *años* antes de que viéramos un pequeño retoño brotar a través del cemento. Estoy agradecida con las mujeres, especialmente con Laura, quien me ayudó a traducir esa extraña experiencia que estaba teniendo llamada "excitación". A Vic, quien me ayudó a ver, en las dos ocasiones que nos reunimos, que me quedaba mejor el camino orgásmico que el centro del zen (una sorpresa sólo para mí). Y a la gente del WC, quienes acicalaron y acariciaron mi orgasmo de gatito salvaje hasta que quedó bonito y reluciente.

Al sinnúmero de mis maestros, hermanas y guías: Lisa, Kristina, Aaron, Judy, Dean Barnlund y Janice y Phillip Moffitt, cada uno de los cuales ha reconfigurado mi corazón y mente, ayudándome a encontrar la inspiración en los lugares más inesperados. Y a todos en la Singularity University, por su visión sin fronteras. Me inspiraron.

A Patrina, quien me enseñó a acordarme de acordarme.

A Rob, por estar dispuesto a acudir a cada una de las apasionadas exploraciones de no-en-serio-*ésta*-es-la-buena.

A mis musas, Alisha, Christina, Rachael, Rachel y Ria. Ustedes son mi dosis diaria de inspiración.

A la comunidad OneTaste, pasada y presente, quienes en realidad hicieron esto posible. Su trabajo, su pasión, su confianza (a pesar de toda la evidencia que sugiere lo contrario) es la base sobre la que se apoya est trabajo. Mi sincera gratitud por todo lo que han hecho, me han enseñado y en lo que han convertido este orgasmo. Un agradecimiento especial a Chris y a Gregg por su visión en cuanto a los asuntos de hombres.

A Justine porque cuando U Pandita nos ungió como amigos de espíritu, la palabra "amigo" adquirió todo un nuevo significado.

Especialmente, y de tantas maneras, a mi mamá. Con más de tres mil millones y medio de mujeres en el mundo, seguiría escogiéndote a ti.

Y por último, a Reese, quien —después de que el rabino me advirtió que quizás habría seis hombres en el mundo que me aguantarían, cinco de los cuales ya estaban casados— es el indicado.

Esta obra se imprimió y encuadernó
en el mes de enero de 2015,
en los talleres de Limpergraf S.L.,
que se localizan en la
C/ Mogoda, 29-31,
Polígono Industrial Can Salvatella,
08210, Barberà del Vallès (España)